Grigori Grabovoi

DIE ZAHLEN DER STEINE ZUR EWIGEN ENTWICKLUNG

Die Arbeit „Steinerne Zahlen zur ewigen Entwicklung„ wurde von Grigori Grabovoi im Jahr 2000 in der Russischen Sprache fertiggestellt.

Ergänzt durch Grigori Grabovoi.

Teil 1

2014

Jelezky Publishing, Hamburg

www.jelezky-publishing.com

1. Auflage

Deutsche Erstausgabe, Mai 2014

Übersetzung Russisch-Deutsch:

JULIA PETROV

TAISIA VICHNEVSKAIA

Auflage: 2014-1, 14.05.2014

Weitere Informationen zu den Inhalten:

„SVET Zentrum“, Hamburg

www.svet-centre.com

ISBN: 978-3-943110-98-2

Haftungsausschluß

Die hier zuvor gegebenen Informationen dienen der Information über Methoden zur Selbsthilfe, die auch für andere Menschen anwendbar sind. Die Methoden haben sich seit vielen Jahren bewährt, doch eine Erfolgsgarantie kann nicht übernommen werden. Die vorgestellten Methoden von Grigori Grabovoi sind mentale Methoden der Ereignissteuerung. Sie basieren auf der individuellen geistigen Entwicklung.

Jeder, der diese Methoden für sich oder andere anwendet oder auch weitergibt, handelt in eigener Verantwortung.

Die Nutzung des hier vorgestellten Inhaltes ersetzt nicht den Arztbesuch und das ärztliche Tun in Form von Diagnose, Therapie und Verschreibungen. Auch die Absetzung verschriebener Medikamente darf aus dem Inhalt dieser Schrift nicht abgeleitet werden.

Wir möchten ausdrücklich darauf hinweisen, daß diese Steuerungen keine „Behandlung" im konventionellen Sinne darstellen und daher die Behandlung durch Ärzte nicht einschränken oder ersetzen sollen.

Im Zweifelsfall folgen Sie also den Anweisungen Ihres behandelnden Arztes, oder eines sonstigen Mediziners, oder Apothekers Ihres Vertrauens!

(Und erzielen dementsprechend die konventionellen Ergebnisse.)

Jelezky Publishing UG

Inhaltsverzeichnis

Einleitung

Die Reaktion des Bewusstseins auf Steine kann man als eine zusammenschrumpfende Wahrnehmung, analog zu der Tatsache, dass dichte Steine eine Komprimierung von Substanzen bedeuten, betrachten. Eine Wechselwirkung auf der Bewusstseinsebene des Steins und des Luftraums bedeutet in vielerlei Hinsicht eine Wechselwirkung von gegensätzlichen Strukturen im Bewusstsein. Beim Wahrnehmen dieser Wechselwirkung stellt sich heraus, dass man durch das Eindringen des Bewusstseins ins Innere des Steins empfinden kann, wie sich der Luftraum um ihn rum ausweitet und das sehr schnell. Je schneller Sie mit dem Bewusstsein in die innere Struktur des Steins eindringen, desto stärker füllen Sie die heftige, über-schnelle Bewegung des äusseren Umfeldes. Es entsteht das schöpferische Gefühl einer Sättigung mit Freude und Energie.

Dadurch dass man die Bewegung des Bewusstseins etwas abbremst, kann man wahrnehmen wie die Energie, die vom Stein ausgeht, Sie auffüllt. Ein Stein ist eine erstarrte Substanz für das Bewusstsein und die innere Sphäre des Bewusstseins hält ihre Bewegung an, um die Frage zu beantworten, auf welche Art und Weise der im Luftraum lokale Stein solch eine Energie haben kann. Und hier wird eines der Gesetze des Bewusstseinsaufbaus eröffnet, welches darin besteht, dass das Bewusstsein als Substanz eine eigene Logik besitzt, das Bewusstsein kann denken. Eigentlich wird ein Gedanke meistens auch als im Bewusstsein entstanden wahrgenommen. Aber es nur eine Sichtweise der Wahrnehmung und des Verstehens der Welt, wenn das Bewusstsein als eine Ableitung des Menschen gesehen wird und es ist etwas ganz anderes, wenn bei der Wechselwirkung des Bewusstseins mit der Information des Steins das Bewusstsein als eine Lebensform wahrgenommen wird, die einen Gedanken reproduziert.

Ausgehend von diesem Wissen und durch das Gegenüberstellen des physischen Körpers des Menschen mit seinem eigenen Bewusstsein, kann man dann verstehen, dass ein Mensch in seiner Natur unendlich ist, da sein Bewusstsein fähig ist sich selbst weiter zu entwickeln. Und alle diese Prozesse der Wahrnehmung werden durch die Seele reguliert, die sich zum Zeitpunkt solcher Gedankengänge im Zentrum des Menschen befindet, unteranderem im physischen Körper und gleichzeitig der Mensch selber ist. Die Seele, die durch den Schöpfer für den Menschen bestimmt wurde, ist nicht zerteilbar, es ist eine einheitliche Substanz, die keinen Anfang und kein Ende hat.

Man könnte sein Bewusstsein einfach auf seine Seele stützen und ewig leben. Mit Hilfe von Zahlen sieht es so aus, dass die Projektion der einen Zahl auf eine andere zu einer Eins führt, da es für das Bewusstsein nur einen Stahl der Projektion gibt. Die Zahl zwei z. B., die sich neben der eins befindet, richtet den Projektionsstrahl auf die Zahl eins. Wenn es in der Zahlenreihe keine Zahl eins gibt, dann wird die Zahl eins neben der Reihe gebildet. Auf diese Weise kann man bei der Wahrnehmung von Steinen, ihren Abbildungen oder Namen mit einer gleichzeitigen Wahrnehmung von Zahlen betrachten, dass die Zahlen anfangen selbstständig eine Wirkung auf Ereignisse auszuüben.

Damit die Form des Bewusstseins in der Struktur der Seele des Menschen die Form einer Seele hat, das heißt, dass das Bewusstsein für ein ewiges Leben des Menschen durch eine seelische Handlung mit der Seele übereinstimmt, kann man sich auf die Zahlenreihe **8880318980419** konzentrieren. Man sollte sich so konzentrieren, als ob Sie mit ihrem Geist durch die Reihe gleiten, ohne auf Zahlen anzuhalten. Steinerne Zahlen trennen Steine vom äußeren Raum und bringen somit das Bewusstsein zum Funktionieren nach den Gesetzen der Seele, das heißt zum ewigen Leben. Genauso wie der äußere Raum für ewig mit dem Stein verbunden ist, so kann man auch das Bewusstsein des Menschen als für ewig mit dem Menschen verbunden ansehen.

Durch die Konzentration auf die steinernen Zahlen fixieren Sie es und erlangen die Ewigkeit und ein Instrument für eine Entwicklung in der Ewigkeit. Man kann es so betrachten, dass die komplette äußere Ewigkeit in der Struktur des Steins auf physischer Ebene, die dem Bewusstsein des Menschen entspricht, sie enthält und dass Sie dort ewig sind. Sobald man sich mit solch einem Element der

Realität im Stein eingefühlt hat und Sie werden feststellen, dass Ihr eigenes Bewusstsein innerhalb dieses Elements alles organisiert.
Wenn man die Frage stellt, wie das Bewusstsein funktioniert, dann kann man hierbei sehen, dass es durch eine Organisation der Lebenssphären arbeitet, die sich im Menschen bilden und während diese sich ausbreiten, verbreiten sie eine Materie für den Aufbau von Ereignissen in den äußeren Raum. In dem man sich ins Zentrum der Quelle der Sphären vertieft, sieht man das Bewusstsein des Schöpfers, den Menschen selbst, aber so wie Gott ihn sieht, in einem unvorstellbar schönem, weißem Licht und Leuchten; dabei wird der Grundstein einer Reinheit von Gedanken gelegt.
Deshalb sind viele Steine so anziehend schön und es kommt vor, dass es schwierig ist wegen dem Vergnügen des Betrachtens die Augen von ihnen abzuwenden. Viele Steine auf dem Niveau der Information der Reaktion auf die Welt haben eine schnelle Dynamik des Lichts und bei solchen Geschwindigkeiten unterscheidet sich ihre Information auf einer Mikroebene nicht von der Information des Lebens. Der Schöpfer nimmt alles als lebendig wahr und in dieser Wahrnehmung hat sie keinen Abbruch. Für die Gewährleistung eines ewigen Lebens für sich selbst und alle anderen versuchen Sie es so wahrzunehmen.

Durch die Konzentration auf den Zahlen der Steine und Mineralien erhalten Sie Wissen einer ewigen Entwicklung, was ein ewiges Leben garantiert. Verwenden Sie dynamische Systeme der Konzentration, wenn die Geschwindigkeit der Wahrnehmung der ersten drei Zahlen einer zehnstelligen Reihe höher ist, als die nachfolgenden sieben Ziffern. Die ersten drei Ziffern erlauben es durch die harte Schale des Steins durchzudringen, dabei lehrt es durch Ereignisse einer beliebigen Dichte zu gehen ohne den Weg zu verlieren. Die nachfolgenden sieben Ziffern enthalten Wissen der Harmonie des ewigen Lebens und erlauben es auf eine natürliche, aus der Natur des Lebens entstandene Lebensweise eine ewige Entwicklung zu haben.

Im Buch werden in der Mineralogie bekannte Begriffe verwendet.

Mineral (das) – Ein natürlicher Körper, verhältnismäßig homogen in der Zusammensetzung und in seinen Eigenschaften, der als Resultat von natürlichen, physisch-chemischen Prozessen gebildet wird, die auf der Oberfläche und in den Tiefen der Erde und anderer Planeten stattfinden; ist ein Bestandteil von Gesteinsarten, Erz und Meteoriten.

Die Mehrheit der Mineralien sind Kristallsubstanzen oder haben sich vorher in einem Kristallzustand befunden, haben diesen jedoch als Resultat eines mitamikten, das heißt ohne Veränderungen der chemischen Zusammensetzung, Zerfalls verloren.

Mineralien trifft man in der Natur hauptsächlich als verschiedenartige Körner einer falschen Form an, die keinerlei kristallographische Umrisse, jedoch unabhängig davon in den meisten Fällen eine innere Kristallstruktur haben.

In einem beliebigen Naturmineral sind Informationen darüber enthalten, wann und wo dieser entstanden ist, unter welchen Bedingungen sich dieser entwickelt hat, welchen Einwirkungen dieser unterlag, welche persönlichen Eigenschaften dieser erworben hat, sowie welche Wechselwirkung dieser mit benachbarten Mineralien und anderen räumlichen Objekten hatte.

Als Stein wird ein harter Körper bezeichnet, der sowohl aus einem, wie auch aus zwei und mehr Mineralien besteht.

Chemische Formel eines Minerals

Die chemische Formel eines Minerals bringt seine chemische Zusammensetzung als eine Abfolge von Symbolen chemischer Elemente zum Ausdruck, die durch unterstehende stöchiometrische Indexe versorgt werden, welche die relativen Mengen von Atomen verschiedener Sorte anzeigen, die in dessen Zusammensetzung miteingehen.

Kristallographische Eigenschaften

Kristallsystem - In der Kristallographie ist dies eine Gruppe Symmetriearten, in die Kristalle eingehen, welche ähnliche Elemente der Symmetrie haben und durch bestimmte geometrische Kontanten charakterisiert werden.

Einige physische Eigenschaften von Mineralien

Farbe – Die Fähigkeit des Minerals den einen oder den anderen Teil des sichtbaren Spektrums widerzuspiegeln oder durch sich hindurch zu lassen.

Innere Reflexe (Durchsichtigkeit) – Das Studieren der inneren Reflexe ergibt eine Vorstellung über Eigenschaften der Durchsichtigkeit der Mineralien.

Stichfarbe – Mineralien, die eine Mohshärte kleiner als 6 auf der Mohs Skala haben, hinterlassen einen Streifen wenn man mit dem Mineral über eine nicht glasierte Phosphorplatte (Biskuit) streicht. Deshalb nennt man die Stichfarbe auch Farbe im Pulver. In anderen Worten bleibt beim durchziehen einer Linie auf der Platte eine Spur vom Mineral in Form eines dünnen Pulvers. Wenn die Mohshärte des Minerals höher ist als 6, dann zerkleinert man für die Bestimmung des gegebenen Indikators das Mineral in einem Mörser und bestimmt die Farbe des Pulvers mit weißem Papier als Hintergrund. Die Farbe der Linie oder die Farbe des Minerals im Pulver kann sich von der Farbe des Minerals selbst unterscheiden und erweist sich als eine stabilere Eigenschaft, oder ein genauerer diagnostischer Indikator des Minerals.

Opazität – Die Fähigkeit eines Minerals Licht durch sich durch zu lassen.

Glanz von Mineralien – Eine Charakteristik der spiegelnden Fähigkeit einer Stoffoberfläche, das heißt, ein Lichteffekt, welcher durch die Spiegelung eines Teils des Lichtstrahls hervorgerufen wird, der auf das Mineral fällt.

Mohshärte eines Minerals – Dies ist die Fähigkeit eines Minerals einer mechanischen Einwirkung, sowie dem Kratzen mit einem spitzen Gegenstand oder mit einem anderen Mineral, stand zu halten. Für praktische Ziele benutzt man eine Mohs`sche Härteskala, die Anfangs des XIX Jahrhunderts durch den Österreichischen Mineralogen Mohs vorgestellt wurde.

Mohs`sche Härteskala

1. Talk
2. Gips
3. Kalkspat
4. Flussspat
5. Apatit
6. Orthoklas
7. Quarz
8. Topas
9. Korud
10. Diamant

Dichten – von Mineralien werden überwiegend durch zwei Methoden bestimmt:

- durch die Methode der Verdrängung von Flüssigkeit, in anderen Worten, durch das Abwägen des Musters und die Messung des Volumens des durch das Mineral verdrängten Wassers im Behälter. Dies ist die sogenannte Abwägungsmethode.
- Durch die Methode des Verlustes von Gewicht im Mineral, wel-

ches in Wasser eingetaucht wurde (das absolute Gewicht des Musters wird geteilt durch den seinen Verlust an Gewicht im Wasser), oder entsprechend dem Archimedischen Gesetzt.

Dichte γ – Dies ist das Verhältnis des Gewichtes **P** zu deren eingenommenem Volumen **V**.

$\gamma = P/V$

Tenazität – charakterisiert den Wiederstand eines Materials eines Minerals gegen Deformation oder Zerstörung. Die Sprödigkeit von Mineralien wird bei einem mechanischen Entzweibrechen festgestellt. Die Sprödigkeit hängt nicht von der Mohshärte des Minerals ab. Z. B. ein Diamant, welcher als der härteste unter den Mineralien gilt, ist spröde. Mineralien sind ebenfalls verformbar und biegsam.

A

ABELSONIT – 3194812184

Morphologie – kleine flockenartige Kristalle

Chemische Formel - $NiC_{32}N_4H_{36}$

Kristallsystem – triklin

Farbe – pur-pur rot

Stichfarbe - rosa.

Glanz – Diamantglanz, Metallglanz

Mohshärte - ***2–3***

Tenazität - spröde

Dichte - ***1,45***

Bei Konzentrationen auf Zahlen des Minerals Abelsonit muss man sich auch auf die chemische Formel konzentrieren. Dabei kann man sehen, dass wenn Sie sich auf die chemische Formel im Ganzen konzentrieren, dann nehmen Sie bestimmte wellenartige Bewegungen wahr. Für das gegebene Mineral muss man es so machen, dass diese Bewegungen ausbalanciert sind und es keine Wahrnehmung von Wölbungen gibt, welche sich sphärenartig von dieser Formel aus ausbreitet. Das heißt die Wahrnehmung muss flach sein. Wenn man sich ergänzend dazu auf die Buchstaben „N“, „i“, dann „N“ konzentriert, können Sie die inneren Informationen des Kristallsystems des Abelsonits ausgerichtet auf die ewige Entwicklung steuern.

Wenn Sie mit der Steuerung der Dichte arbeiten, dann kann man solch eine Technologie wie das Variieren der Wahrnehmung der Dichte verwenden. Im gegebenen Fall für das Abelsonit ist diese z. B. 1,45. Sie können diese als 3,98 wahrnehmen. Und dann werden Sie sehen, dass solch eine Wahrnehmung die Materie des menschlichen Organismus im Ganzen wiederherstellt.

Die Arbeit mit der Farbe des gegebenen Minerals besteht darin, dass während des Betrachtens der physischen Farbe eines Minerals und der Vorstellung von Schattierungen der gelben und blauen Farben über der pur-pur roten Farbe, Sie verstehen werden, dass zwischen den Farben an der Abgrenzung, die solche vorstellbaren und in der physischen Welt reale Farben abtrennt, Sie ein ausgebreitetes

Steuerungssystem sehen können, das es erlaubt auf Ereignisse, unteranderem im Privatleben, einzuwirken.

Es entsteht eine eigenartige Karte des Lebens und der Ereignisse. Deshalb kann man solch eine Steuerung öfters verwenden, um die eine oder andere Steuerung in Richtung des ewigen Lebens zu verstärken. Hier kann man, wie in jeder harten Umgebung, ein bestimmtes Ereignis detaillieren und erhält dann eine konkretere und genauere, eine klarere Steuerung einer beliebigen Lebenssituation ausgerichtet auf die ewige Entwicklung. Wobei für das Abelsonit kann man solch ein Prinzip anschauen, wie das Prinzip der Verallgemeinerung irgendeiner Handlung. Z. B., wenn man das ewige Leben als eine andauernde Bewegung des Menschen im physischen Körper betrachtet, kann man solch einen Faktor wie das Berühren der Erde mit der Fußsohle während des Gehens als einen ewigen Faktor in der ewigen Entwicklung sehen. In der ewigen Entwicklung bewegt sich der Mensch ewig, läuft immer über irgendeine Oberfläche und durch Informationen des Kristallsystems, basierend worauf Informationen der Mineralien wahrgenommen werden, kann man diesen Moment für eine ewige Zukunft fixieren. Hierfür kann man sich die Farbe der Informationen des Kristallsystems anschauen, die über die gegebene Stufe Ihrer Vorstellungskraft, Ihrer Fixierung des Bewusstseins, in die Unendlichkeit geht. Sie können sehen, dass solch eine Verallgemeinerung es real zulässt eine Steuerung der ewigen Entwicklung und des ewigen Lebens zu erlangen.

Hieraus könnte man schlussfolgern, dass Ihre Gedankenkonstruktionen, die Sie selber erstellen, Sie sich selber für ein ewiges Leben ausdenken, in der Information der Kristallsysteme wirkliche Mechanismen des ewigen Lebens realisieren können. Hier kommt das Hauptgesetz zum Ausdruck, der darin besteht, dass das Denken Technologien des ewigen Lebens erschaffen kann, was in der Praxis auch so ist.

ABENAKIIT (Ce) – 3184712196

Morphologie – dick-säulenförmige, dünngespitzte Kristalle.

Klassen - Silikate

Chemische Formel - $Na_{26}Ce_6(SiO_3)_6(PO_4)_6(CO_3)_6(S^{4+}O_2)O$

Kristallsystem - trigonal

Farbe - blass-braun

Stichfarbe - weiss

Opazität – transparent

Glanz – Glasglanz

Mohshärte - 4–5.

Bruch – muschelig

Tenazität – spröde

Dichte - 3,21–3,28.

Radioaktivität - 29,815.33.

In der chemischen Formel muss sich auf den ersten vier Buchstaben, das heißt, auf zwei Elementen konzentrieren. Im gegebenen Fall ist die Rede von „N“, „**a**“ und „**C**“, „**e**“. Es ist wichtig sich die Konzentration so anzusehen, sodass eine Steuerung durch die Buchstaben selbst entsteht. Dabei sollten Sie solch eine Steuerungsebene in Betracht ziehen, sodass Sie durch den Buchstaben unter anderem auch das wahrnehmen, was sich hinter der Information der gegebenen Buchstaben befindet. Wenn Sie sich hierbei z. B. die zwei Buchstaben „N“ und „a“ ansehen, können Sie auf der Steuerungsebene das Element selbst - Natrium betrachten, welcher sich so zusagen auf der nächsten Informationsebene befindet. Es ist wichtig zu erkennen, dass die Konzentration auf die Buchstaben es erlaubt eine Steuerung schneller zu erstellen, als wenn Sie sich in eine bestimmte Sphäre begeben, welche Natrium auf der Ebene der kollektiven Steuerung entspricht.

Dieses Prinzip der Steuerung kann in vielen Systemen benutzt werden, wenn Sie irgendeine Handlung, die sich in Form irgendeines Ereignisses, eines Symbols zeigt, in Folge vom Standpunkt deren Ursache oder Basis, oder der Erstinformation der gegeben Handlung betrachten möchten.

Deshalb können Sie bei der Arbeit mit Mineralien solch eine Technologie besser ausarbeiten. Da es in der Struktur der ewigen Entwicklung wichtig ist ein breitflächigeres Steuerungssystem zu sehen, als eine direkte Handlung und sowohl primäre Gründe zu finden, wie auch Gründe, die auf irgendeine Art und Weise diese

primären Gründe entweder erschaffen, oder auf diese einwirken können.
Wenn man sich den weiteren Zusammenhang zwischen den Buchstaben und den Elementen selbst ansieht, dann erkennt man, dass wenn man weiter auf der Ebene der Buchstaben „C“ und „e“ schaut, das heißt bereits bei der Bezeichnung des Elementes Cerium, dann sieht man, dass man zwischen den Elementen Natrium und Cerium eine bestimmte Wechselwirkung auf der Ebene der Informationsobjekte sehen kann. Und während Sie sich aus dieser Position aus die chemische Formel anschauen, oder diese wahrnehmen, versuchen Sie die Bereiche heraus zu sondern wo z. B. die Farbe Weiß am aktivsten hervortritt.

Dann organisieren diese Bereiche das Leben durch die Information des Kristallsystems, durch Mineralien. Hier ist es wichtig ein sehr wichtiges Prinzip des Weltaufbaus zu erkennen, nämlich, dass das Leben durch Alles organisiert wird. Wenn Sie anfangen dieses Prinzip wahrzunehmen, dann sehen Sie eine recht aktive Möglichkeit in der Analyse direkt eine Handlung zu erhalten.
Wenn man sich in dieser chemischen Formel z. B. solche Teile der gegebenen Formel anschaut, wie beispielsweise „C“, „O“ oder weiter „O“, das heißt Kohlensäuregas, oder Sauerstoff, dann sehen wir, dass die Elemente der Wechselwirkung auf der Bewusstseinsebene dieser Stoffe Sauerstoff erschaffen und die Zusammensetzung des Kohlensäuregases verändern können. Wenn man irgendeine ver-

gaste Zone, oder eine ökologisch problematische Situation nimmt, dann kann man durch das Anwenden einer Zahlenreihe des Abenakiits und das gleichzeitige Betrachten des Elements CO_3 in dieser Formel, z. B. den Inhalt des Kohlensäuregases verringern oder die Konzentration des Sauerstoffs vergrößern, wenn man sich auf alle Elemente des Sauerstoffs in der gegebenen Formel konzentriert.
Dadurch wirkt die Konzentration auf ein lokales System auf die Außenwelt ein und es ergibt sich, dass wir uns hier das Prinzip der Wechselwirkung auf der Oberfläche eines Minerals irgendeines Steuerungssystems ansehen können. Wenn wir über Steuerung sprechen, dass ist hier des Öfteren ein Informationsbereich gemeint. Für einen Stein entspricht die Steinoberfläche meistens dem geometrischen Bereich der Steuerung des äußeren und inneren Prozesses.
Basierend darauf ergibt sich, dass wenn man die Steinoberfläche untersucht, das heißt, das, was sich zwischen der Steinoberfläche und der Außenwelt befindet, dann könnte man sehr seriöse Steuerungssysteme erhalten, welche wesentlich auf die physische Realität einwirken können.
Dabei handelt es sich auch um Steine, die sich in Erdschichten, oder im Weltraum befinden. Man kann erkennen, dass der Stein, der mit Licht zusammenwirkt, z. B. mit dem Licht eines Sterns, oder mit dem äußeren Weltraum im Bereich der Optik, eine innere Verbindung mit anderen Steinen hat, die sich im Inneren irgendei-

nes Objektes, oder irgendeines kosmischen Körpers befinden. Hier kann man sich ein Prinzip anschauen, welches allgemein gesprochen im Leben existiert, nämlich die Bewegung der Information in ein äußeres System.

Die innere Natur der Weltentwicklung liegt darin, dass innere Systeme von Steinen sich bemühen Kontakt mit dem äußeren Weltraum aufzunehmen. Wenn es sich um ein Weltraumkörper handelt, dann fängt ein Objekt entweder an sich zu vergrößern, oder sich auf eine Reihe anderer Objekte aufzuteilen; oder ein Objekt hätte eine Ewigkeit existiert haben können, wenn es ein gewisses Bewusstseinslevel hat. Im gegebenen Fall kann man sich solch einen Prozess anschauen, dass das Bewusstsein selbst eine Funktion der Ewigkeit eines beliebigen Informationsgegenstands hat. Dadurch erlauben es die auf der Erde lebenden Menschen und andere Wesen, die ein Bewusstsein haben, der Erde immer die gleiche Form beizubehalten. Abhängig vom Bewusstsein der Menschen ist auch eine gewisse Einwirkung auf die Form möglich.

Wenn man das Licht aus einer sehr weiten Entfernung, z. B. zehn bis achtzehn Billionen Lichtjahren von der Erde entfernt betrachtet, dann kann man dadurch die Eigenschaften eines Lichtstrahls aus dieser Entfernung studieren. Wenn es sich um die Steuerung der Realität, oder realer physischer Elemente handelt, stellt sich die Frage über den Zusammenschluss des physischen Steuerungssystems mit dem äußeren Informationsaufbau, wozu das Element

des Bewusstseins des Menschen und Elemente der äußeren Realität gehören.
Dabei kann man durch die Farbe der Mineralien das gegebene Steuerungssystem verändern oder hinsichtlich der Information intensiver machen. Wenn man sich z. B. die blass-braune Farbe eines Minerals anschaut, kann man dieses heller machen, es sich in seinen Gedanken vorstellen und dadurch die Geschwindigkeit der Steuerung steigern. Eine hellere Farbe steigert im gegebenen Fall die Geschwindigkeit. Und wenn man sich den gläsernen Glanz beim Abenakiit anschaut, kann man die Geschwindigkeit dadurch verringern, dass man versucht im Steuerungssystem, das heißt auf der Oberfläche des Minerals, den gläsernen Glanz nicht in dieser Form wahrzunehmen, sondern als einen Glanz, oder eine Lichtspiegelung, welche der Stein ausstrahlt und die keine gläserne Färbung im Glanz hat. In anderen Worten, man erschafft ein zerstreuteres System der Ausstrahlung und dadurch können Sie eine Verlangsamung erzeugen.

Wenn man irgendwo die Geschwindigkeit steigert und irgendwo vermindert kann man einen Zugang zum System der Wechselwirkung der Steine, ihrer Kristallsysteme mit der Struktur des menschlichen Bewusstseins erhalten und sich den Prozess anschauen, bei dem das Bewusstsein die Materie erschafft. Da eine dichte Substanz in der physischen Welt eine Struktur darstellt, ist es wichtig zu sehen, dass die Arbeit mit der Information von Kristallsystemen sehr wichtig für die Normalisierung, beispielsweise von Körperfunktionen ist, sodass keine, für den Organismus unnötige, Gewebeveränderungen entstehen.

Diese Information, die bezugnehmend auf das ewige Leben des Menschen das Leben normiert, ist eine Art Stimmgabel, die stätig ein und dasselbe optische innere Signal abgibt und dabei kann ein Mensch, während er dieses Signal statisch wahrnimmt, ein ewiges Leben haben. Die Zahlenreihe, die es erlaubt, die Wahrnehmung dieses Signals der Steine zu steigern ist wie folgt: **8147198**.

Man kann die Information des Kristallsystems, der inneren Charakteristika verändern; z. B. könnte man sich bemühen die Farbe der Linie mit braunen Schattierungen zu machen und die Charakteristik der Farbe weißer. Der Wechsel in der Steuerung der Charakteristika, die der Information des Kristallsystems eigen sind, erschafft eine dritte Handlung, oder die Folge dieser Steuerung. Dadurch kann man sich den folgenden Denkprozess anschauen: wenn ein Mensch denkt und sich gedanklich die eine oder andere Handlung vorstellt, die sich auf die unveränderbare Form des Menschen bezieht, das heißt, einfach irgendeines Menschen, dann entsteht die nächste Handlung. Hieraus sieht man das Prinzip des Aufbaus von Ereignissen in der Welt, der darin besteht, dass das Denken das Ereignis erschafft.

Wenn man sich dabei das Denken, oder das was bei Tieren und anderen Wesen und lebendigen Organismen dem Denken nah kommt ansieht, dann kann man erkennen, dass der Denkfaden hinsichtlich der Auferlegung des Sinns des Denkens und der Ereignisse, sehr nah an den Ereignissen verläuft. Es entsteht eine geistige Struktur der Ereignisse, eine Gemeinschaft, eine Kultur in der menschlichen Gesellschaft, sowie andere Richtungen der ewigen Entwicklung. Verbunden damit existiert eine innere regulierende Ebene, die sich bereits als Beispiel über dem Ereignis befindet, eine gewisse Schablone des Konstrukts des Ereignisses.

Man kann sehen, dass die Zeit im inneren des Ereignisses als nachfolgendes Ereignis erschaffen ist, in anderen Worten, durch die Struktur der Steine kann man die Zeit als ein Ereignis betrachten. Auf der Steuerungsebene stellt sich das als eine Darstellung dar, die einem Kristallschloss ähnlich ist. Man kann erkennen, wie im inneren dieses Kristallschlosses verschiedene Farben durchfließen. Diese erschaffen irgendein reales physisches System oder Informationssystem. Dadurch kann man in Steinen relativ fein und genau eine Struktur der Umgestaltung der Realität erkennen, so wie diese an der Grenze zwischen dem Bewusstsein und der physischen Sehkraft wahrgenommen wird.

Im Zusammenhang damit, dass das gegebene Mineral radioaktiv ist, kann man im gegebenen Fall eine solche Art der Abwehr gegen die Radioaktivität erkennen wie das System eines schnellen, eiligsten Übergangs vom einen Element der Information der Kristallstruktur zu einem anderen Element der Kristallebene des gegebenen Minerals. Allgemein gesprochen ist das Prinzip des Schutzes vor radioaktiver Strahlung durch Handlungen des Bewusstseins meistens genau so, dass das Bewusstsein dessen System des Standortes verändert und sich zwischen den radioaktiven Teilchen bewegt. Dann ergibt sich, dass diese dem Organismus keinen Schaden zufügen, oder dass sich der Schaden so fühlbar verringert, dass der Gesundheit kein Schaden zugefügt wird.

Wenn man sich den Prozess der Bewegung des radioaktiven Teilchens als ein System der Einwirkung auf den Organismus anschaut, dann kann man ein recht einfaches Prinzip nicht nur radioaktiver Systeme erkennen, sondern der Abschirmung unangenehmer Ereignisse im Ganzen. Und überhaupt, wenn man sich abgrenzt und sich auf die Ebene eines beliebigen Ereignis-Konstruktes begibt, kann man hier ersehen, dass wenn der Standort des Minerals etwas weiter weg von beispielsweise einem physischen Körper ist, dieses es sehr einfach erlaubt sich vor der Radioaktivität zu schützen. Wenn die Radioaktivität eines Minerals niedriger ist als die Geräuschebene, dann ist dieser ungefährlich.

Methoden der Arbeit mit Radioaktivität im Raum des Denkens können oft auf Methoden der Arbeit mit Steuerungssystemen übertragen werden.

Deswegen kann man die Handlung des Gedankens bezüglich des Strahlenschutzes als eine bestimmte Trainingsbasis verwenden.

Da die Geschwindigkeit in radioaktiven Systemen sehr hoch ist, ergibt es sich, dass das trainierte Bewusstsein schneller wächst, als dass es einfach mit irgendwelchen internen oder alltäglichen Ereignissen arbeitet. Folglich, wenn man mit dem gegebenen Mineral auf der Informationsebene dessen Kristallsystems arbeitet, kann man eigentlich ein genug ausgearbeitetes, oder systematisches Steuerungssystem basierend auf der Praxis einfacher Steuerung von Informationen von Kristallsystemen, oder Mineralien erhalten und dabei wird dieses System auch auf andere Ereignisse der Welt ausgebreitet.

Damit die Radioaktivität im gegebenen Fall verringert wird, kann man auch mit einer chemischen Formel arbeiten. Im Bereich des kollektiven Bewusstseins gibt es ein Informationsvolumen, welches der chemischen Formel der Substanz, oder irgendeines materiellen Gegenstands entspricht. Die Konzentration auf Symbolen, die sich ungefähr in der Mitte der gegebenen Formel befinden, neutralisiert relativ effektiv und manchmal auch gänzlich die schädliche radioaktive Strahlung.

Die Formel in dieser Steuerung wird einfach gemäß der Länge, in Form eines Ausschnitts, der aus Symbolen der chemischen Formel besteht, wahrgenommen. Dieser Ausschnitt wird gedanklich in zwei etwa gleiche Teile geteilt und die Konzentration wird innerhalb dieses Ausschnitts ausgeübt, dabei muss man sich natürlich gedanklich die Symbole vorstellen, die ungefähr in der Mitte der Formel niedergeschrieben sind. Den Abschnitt, der aus Symbolen der chemischen Formel besteht sollte man in Form von Licht, welches von den Symbolen ausgestrahlt wird, betrachten. Dann erlaubt die Konzentration auf die Mitte dieses Abschnitts und das gedankliche Verbiegen des Ausschnitts in die Richtung von sich weg, die chemische Zusammensetzung der Substanz zu steuern. Dabei kann man mit zwei Linien des Bewusstseins die Enden des Abschnitts fixieren und mit einer separaten Linie des Bewusstseins, die wie ein Bewusstseinsstrahl aussehen kann, den Lichtabschnitt verbiegen. Auf diese Weise können Sie Ihr Bewusstsein gleichzeitig als ein Instrument studieren, das fähig ist verschiedene Formen des Lichts anzuerkennen und in Ihrem Denk-Raum das Ziel der Steuerung zu erfüllen.

Das Bewusstsein in der ewigen Entwicklung wird zu einem effektiven Instrument der Erfüllung Ihrer Wünsche. Solche Steuerungshandlungen des Bewusstseins kann man zur Abführung radioaktiver Elemente aus dem Organismus, oder für die Erschaffung einer ungefährlichen Sphäre um sich rum vom Standpunkt des Fehlens radioaktiver gefährlicher Systeme aus verwenden. Wenn man die Steuerung zur Veränderung der chemischen Zusammensetzung von Substanzen verwendet, kann man beliebige schädliche Stoffe aus dem Organismus entfernen, den Organismus mittels der Steuerung von chemischen Prozessen des Organismus durch das Licht des Bewusstseins verjüngen.

ABERNATHYIT – 8194712186

Seltenes Mineral, Wasserstoff Uran-Arsen vom Kalium, Sekundäres Mineral vom Uran

Morphologie – tabellarische Kristalle

Chemische Formel - **$K(UO_2)(AsO_4)*4H_2O$**

Kristallsystem - tetragonal

Farbe des Minerals - gelb

Stichfarbe – blass-gelb

Opazität – transparent

Glanz – Glasglanz

Mohshärte - 2–3

Dichte - 3,3

Radioaktivität - 3,480,240.22

Wenn man im Steuerungssystem mit dem gegebenen Mineral arbeitet, kann man sich die Wechselwirkung bestimmter Symbole in der chemischen Formel anschauen und diese Wechselwirkung könnte anzeigen, dass man die chemische Formel selbst als ein dynamisches System innerhalb Ihrer Wahrnehmung wahrnehmen kann. Dieses Prinzip ist für die Strukturen sehr wichtig, die sich bei der Steuerung irgendwie visualisieren lassen, aber der Mensch kann beispielsweise nicht sofort irgendeine Information erhalten, da das System entweder liquidiert wurde, oder da es nicht genügend Forschungsmethoden auf der Ebene irgendwelcher technischer Systeme gibt. Wenn man mit der gegebenen chemischen Formel arbeitet, kann man daher in diesem Fall dieses Prinzip zu einem Universalprinzip der Steuerung durch geometrische Positionen der chemischen Formel ausarbeiten.

Hierbei handelt es sich darum, dass wenn man sich das Element „K" der Formel und das Element „H_2O", welches die Formel beendet, anschaut, kann man erkennen, dass sobald wir anfangen uns irgendeinen nicht harten Raum nach dem Symbol „H" vorzustellen, dass dann im Bewusstsein des Menschen eine bestimmte Dynamik der gegebenen Formel erzeugt wird. Diese wird ausgedehnter im Raum der Wahrnehmung, als wenn man sie sich einfach liegend, in Form einer Notiz flach auf einem Blatt anschaut. In anderen Worten, es entsteht eine Dynamik innerhalb des Systems. Das System fängt an sich mit einem kegelartigen System, oder der Umwelt zu umhüllen. Es entsteht die Möglichkeit ein bekanntes Prinzip des Bewusstseins zu verwenden, welches einen klareren Sinn in der Information von Kristallsystemen von Mineralien bekommt und darin besteht, dass jede beliebige Information sich schnell auf andere Informationssysteme ausbreitet, sobald man anfängt sich damit zu beschäftigen.

Wenn man dieses Kontakt-Prinzip der Informationssteuerung verwendet, kann man das Steuerungssystem recht stark vergrössern, basierend darauf, dass Sie einen Kontakt Ihres Bewusstseins mit der Information, z. B. einer chemischen Formel eines Minerals oder dem Mineral selbst herstellen. Dies resultiert darin, dass man

unter anderem auch ein unbekanntes System steuern kann, das wichtigste ist es dessen Dynamik in Ihrem Bewusstsein zu sehen. Das Werkzeug des Bewusstseins enthält praktisch alle Systeme und erlaubt es dadurch die Realität zu 100% zu steuern, das heisst ein ewiges Leben und entsprechend auch eine ewige Entwicklung zu gewährleisten, es reicht bereits sich ein System von anderen Seite anzuschauen.
Der wesentliche Punkt, welcher hier beschrieben wurde, besteht also darin, dass man nicht unbedingt die ganze Formel, oder den inneren Aufbau des Minerals kennen muss, es reicht schon dass man den Moment beobachtet, wenn Sie anfangen dieses Mineral, oder die Formel wahrzunehmen, dann setzt sich die Information in Bewegung, es entsteht eine gewisse Dynamik und gemäss den Eigenschaften dieser Dynamik kann ein Objekt absolut steuern. Dies ist auch die Garantie für ein ewiges Leben und das an jedem beliebigen Ort, oder in jedem beliebigen Umfeld. Es ist wichtig anzumerken, dass da die Ausbreitung des Bewusstseins in unendlichen Systemen auch unendlich ist und die Bewegung des Bewusstseins und des physischen Körpers entsprechend unendlich sind, man dadurch jedes beliebige Umfeld lebenstauglich machen kann.

Auch besteht die Steuerung gemäss der chemischen Formel darin, dass man nach den Symbolen „K“ und „U“ den Steuerungsimpuls auf dem „O“ konzentrieren sollte und dabei sollte man O_2 nicht als Sauerstoff, sondern als den niedergeschriebenen Buchstaben „O“

anschauen. Wenn Sie mit dieser Niederschrift, das heisst mit dem Buchstaben „O“ selbst arbeiten, dann sehen Sie, dass beim Eindringen des Bewusstseins ins innere des gegebenen Buchstabens, oder in anderen Worten, wenn Sie den Buchstaben sozusagen von innen betrachten, während Sie sich in innerhalb eines Kreises befinden, man erkennen kann, dass dieses Prinzip dem anderen recht ähnlich ist, dass man das System genauso steuern kann, wie man die Information durch das Eindringen des eigenen Bewusstseins ins innere der Information eines Steins steuert. Somit ergibt sich, dass das ähnliche Prinzip der Steuerung, das man beispielsweise in Bezug auf das physische Element des Steins anwenden kann, man ebenfalls verwenden kann, wenn man in den Kreis des Wissens des Buchstabens „O“ eintritt. Es ist eine Sache wenn es nur ein Buchstabe ist, z. B. in Wörtern, es ist jedoch eine andere Sache wenn wir diesen innerhalb einer chemischen Formel anschauen und sich dabei mit der Steuerung der Realität beschäftigen. Denn in diesem Fall ist dieser Buchstabe eigentlich ein eigentümlicher Eintritt in den Stein; diese Schlussfolgerung ergibt sich auf der Ebene der Logik des Bewusstseins und folglich kann man mit Hilfe eines Wortes, welches ursprünglich aus Buchstaben besteht, ins Innere des Steins gelangen.

Nun stellen Sie sich ein Steuerungskonstrukt vor, wo man etwas murmeln kann und sich dabei vorstellt, dass sich Ihre Stimme innerhalb mikroskopischer Systeme, beispielsweise innerhalb eines

Atomsystems, oder eines Kristallgitters des Steins verbreitet. Und das Echo dieser Stimme überträgt sich durch diese Mikrosysteme, diese vielleicht sogar kleiner sind als ein Atom. Das heisst, bereits auf der Ebene von wellenartigen Systemen. Das bedeutet, dass durch das Zurückkommen des Echos Ihrer Stimme Sie sehen können, dass Ihr Bewusstsein bereits innerhalb des Steins anwesend war. Es ist nicht so, dass einfach in diesem Moment einen Impuls des Bewusstseins ausgelöst und eine Fraktion Ihres Bewusstseins betrachtet haben, da Ise dieses bereits getan haben, sondern hierbei ist es wichtig zu erkennen und zu verstehen, dass Sie Ihr Bewusstsein schon sehen können. Das bedeutet, dass es Ihr Bewusstsein bereits in jedem Element der Welt gibt.

Dieses wichtige System der Erkenntnis, welches sich bei der Arbeit mit der Information des Kristallsystems von Abernathyit heraussondert, stellt fest, dass durch einfaches trainieren und das Können durch Willensstärke das Bewusstsein zu verändern, Sie eine Veränderung der physischen Realität erhalten.

ABUKUMALIT – 5196812188

Bei der Arbeit mit diesen Zahlen kann man sich ein Element anschauen, den es im Namen dieses Buchs gibt, das Element von Steinzahlen, oder Zahlen, die gemäss der Weltordnung diesem Stein entsprechen. Wenn man die zwei achten betrachtet, die die gegebene Zahlenreihe beenden, kann man sehen, dass wenn man von einem Wissensniveau in einem kreisförmigen Bereich ausgeht, die Wechselwirkung dieser achten eine Ebene darstellt, wo der verschlossene Behälter nicht verschüttet werden kann und wo das Wissen von einem Behälter zum nächsten weitergereicht werden kann. Man kann sich beispielsweise überkreuzte achten und kreisförmige Behälter vorstellen, die sich an den Konturen der achten im inneren befinden und zwischen ihnen zerfliesst ein bestimmtes, man könnte sagen, Wasser des Wissens, in anderen Worten, das Wissen wird als ein wässriges flüssiges Umfeld angesehen.

Mittels der Konzentration auf die chemische Formel, auf dem ersten Symbol „Y“, kann man hierbei sehen, dass durch eine formelle, so gesehen zeichenartige Vorstellung irgendeiner Realität, solch einer wie ein Mineral, ein Übergang des Wissens über die Erschaffung des gegebenen Minerals beispielsweise durch die buchstabenartige Vorstellung in des Mineral selbst entsteht.

Dadurch können Sie die ganze Technologie vom ersten Wissen der ganzen Welt, das heisst, von einem gewissen absoluten Wissen im ewigen Leben, sehen. Und gerade beim erforschen und bei der Realisation des Prozesses des ewigen Lebens werden solche Kategorien allgemein zugänglich. Und hierbei geht es nicht um Massstäbe, sondern um das Ziel der Aufstellung der Steuerung, da das Aufstellen einer persönlichen Aufgabe, beispielsweise irgendeiner lokalen Steuerung, das gleiche ist, als wenn man eine Aufgabe des ewigen Lebens und eine Reihe ewigen Wissens aufstellt, dann ist dies einfach das Ziel der Steuerung, welches umso schneller ein Resultat liefert, je genauer es bestimmt wurde.

Verbunden damit ergibt sich, dass wenn Sie mit der Steuerung mit dem Ziel eines ewigen Lebens arbeiten und dabei ist die ewige Entwicklung ein unbedingtes, natürliches Ziel, dann unterscheidet sich diese Steuerung nicht sonderlich von einer beliebigen anderen Steuerung; oder von dem, was man in einem anderen bestimmten Fall hätte machen können.

Und während man hier zu solch einem Bild übergeht, dass der beispielsweise einen Stein aufhebt, kann man sehen, dass diese Handlung synchron ist in der Ewigkeit, anders ausgedrückt, dies ist sozusagen ein rückläufiger Prozess. Wenn die Ewigkeit und eine einzelne Handlung auf einer bestimmten Ebene unseres Bewusstseins ein und dasselbe sind, dann ergibt sich, dass ein einzelner Prozess ewig sein kann, oder dass sich dieser zumindest in einen ewigen Prozess verwandeln, oder das Wissen des ewigen erlernen kann.

Wenn man sich nun vorstellt, dass der Mensch den Stein nimmt und diesen in der rechten Hand hoch wirft, dann kann man sehen, dass es auf der Steuerungsebene eine grosse Rolle spielt in welcher Hand, in der rechten oder in der linken. Das heisst, Details spielen eine grosse Rolle. Wenn man sich Steine, deren vielfältigen Unterschied von einander anschaut, kann man sehen, dass wenn wir beispielsweise solch eine Charakteristik dieses Minerals betrachten wie Transparenz, dann sieht man, dass dieser durchleuchtet und nicht transparent ist. Das Licht wird wahrgenommen, aber wenn man ins Detail geht, wird deutlich, dass man die andere Seite des Steins mit physischer Sehkraft nicht sehen kann, da dieser nicht transparent ist.

Folglich, wenn man bereits ins Detail, oder in den Unterschied der Wahrnehmung verschiedener Systeme geht, kann man ein bestimmtes Gesetz sehen, welches besagt, dass das Licht des Wissens erreichbar ist. Dabei kann das Wissen selbst im Grunde genommen breitflächiger, seriöser sein, sowie wenn sich z. B. eine ganze Welt öffnet, wenn man irgendein Objekt, hinter diesem Objekt, transparent macht.

Das heisst, dass die Ebene des ursprünglichen Wissens, die Sie beispielsweise mit dem Licht erreichen, im weiteren Verlauf ganze Welten öffnet. Sie wissen, dass es z. B. hinter dem gegebenen Mineral eine grosse Welt gibt.

Somit könnte man sagen, dass durch das Erlangen des Wissens der ewigen Entwicklung Sie jedes Mal auf der ursprünglichen Ebene einen ursprünglichen Impuls erhalten, hinter dem sich eine grosse Menge an Wissen, man könnte sagen ganze Welten voller Wissen, befindet.

Es ist übrigens ein natürlicher Zustand, wenn ein Mensch Wissen erhält; er hat einen Mechanismus der Wahrnehmung in der Gegend des Herzens. Dieser funktioniert so, dass eine Informationswelle zum Herzen, oder auf die physische Ebene des Menschen in der Herzgegend kommt, dort entsteht dann die Information des ursprünglichen Wissens, die bereits genauso bekannt ist wie z. B. der Herzrhythmus, oder genauso wie wenn der Mensch sich selber sieht und bereits auf eine natürliche, bekannte Art und Weise seinen Körper wahrnimmt. Dabei ist er auf einer Ebene wo es bekannt und geläufig ist, es ist ein bekanntes Bild; er nimmt gleichzeitig sein ganzes inneres System des Organismus, sich selbst ganzheitlich, komplett wahr.

Wenn sie anfangen sich das Mineral anzuschauen, dann können Sie das sehen, was zum Verständnis gehört, welches dem Verständnis des Bewusstseins des Menschen ähnlich ist. Wenn man Abukumalit als einzelnes Objekt wahrnimmt, das sich in sich selbst befindet, welches in dieser räumlichen Sphäre vom Standpunkt dessen, dass alle Objekte der Information sich unabhängig des Standpunktes des Schöpfers im Raum befinden, sein eigenes Wesen hat, kann man sehen, dass Sie in die innere Struktur des Kontaktes mit dieser Ebene des Wissens, mit diesen Keimen eines bestimmten Bewusstseins eindringen können.

Sogar wenn man sich die Interaktionsebene zwischen Menschen anschaut, dann gibt es ausser der kommunikativen, direkten Ebene der Interaktion, wenn alles recht klar verständlich ist, auch bestimmte Systeme, Methoden, irgendwelche allgemein anerkannte Normen, oder das was man als inneren Wachstum des Bewusstseins, inneren

Intellekt, innere Ebene der Wahrnehmung, eine gewisse Kontaktweise der Seele mit dem eigenen Bewusstsein bezeichnet.

Hierbei erscheint und zeichnet sich sogar direkt ein System in der Realität ab, wenn ausser dem Verständnis des Bewusstseins, welches dem Bewusstsein des Menschen ähnlich ist, auch ein Verständnis der Seele existiert. Wenn man gleichzeitig sich selbst und die ganze Umwelt untersucht, können Sie sehen, dass die komplette Projektion der unendlichen Welt sich auch an einem bestimmten Punkt des Steins konzentriert zeigt.

Dann ergibt sich, dass man sagen könnte, dass es das was beim Menschen als Seele definiert wird, auch als ein ähnliches Konstrukt beim Stein gibt. Dieses Konstrukt harmoniert mit Ihrer Seele, mit der Seele des Menschen. Diese Ebene der inneren Harmonie verbreitet sich auf alle, auf die ganze Umwelt, auf Tiere, auf irgendwelche anderen Lebewesen und Organismen. Die Ebene der inneren Harmonie ist der Harmonie des Steins, sowie der ganzen Umwelt ähnlich und befindet sich in allem.

Dass der Stein mit der Umwelt harmoniert äussert sich auch in einer logischen Ebene von Gedanken, die darin bestehen, dass das ganze Universum aus einer recht grossen Menge an Mineralien besteht. Deshalb könnte man vom Standpunkt der Masse des Universums und der Substanz des Universums aus gesehen, sagen, dass diese Substanz im Weltall, in der ganzen Welt im Ganzen, ausreichend entwickelt ist. Das heisst, dass diese Substanz bestimmte Gesetze einer solchen Massenentwicklung hat: indem man mit einer bestimmten Ebene Kontakt aufnimmt, welche z. B. der menschlichen Seele, oder in anderen Worten, dem, was man auf den Begriff bezieht, welcher der menschlichen Seele, so zu sagen bildlich gesehen, der Seele des Steins entspricht. Wenn man sich diese Konstruktion im Ganzen anschaut, kann man im eigenen Bewusstsein eine eigenartige Persönlichkeitsstruktur visualisieren.

Dadurch besitzt der Stein absolut individuelle Charakteristika, die für den Menschen durch Persönlichkeitscharakteristika charakterisiert werden. Wenn sich solch eine Konstruktion von Persönlichkeitscharakteristika ansieht, dann kann man sich mit deren Entwicklungsweg einfühlen, den Entwicklungsweg dieser Materie, warum die Materie praktisch auf einen unendlichen Raum auf der kosmischen Ebene ausgebreitet ist, verstehen. So kann man eine sehr grosse Menge an Gesetzen der Entwicklung in den äusseren kosmischen Raum erkennen, die im Grunde genommen universal sind und die man auf das System der Erkenntnis der gegebenen Gesetzte durch den Menschen ausbreiten kann.

Daraus folgt, dass man solch ein Steuerungssystem haben kann, dass durch das Studieren der Gesetze der Entwicklung von Mineralien im Weltall, wir uns durch ähnliche Anzeichen selbständig bewegen können. Um zu verstehen wo der Unterschied ist, muss man sich einfach die Konstruktionen anschauen, die in der Hinsicht der Wahrnehmung ähnlich und identisch sind; in anderen Worten, die

Seele des Menschen und den Bereich der Information, die einer solchen Informationsebene entspricht, wie die menschliche Seele; oder das menschliche Bewusstsein und eine solche Informationsebene, die für das Mineral dem Bewusstsein des Menschen entspricht; das gleiche gilt auch für den Geist.

Wenn man diese Systeme einander gegenüberstellt, kann man am Beispiel bestimmter Mineralien sehen, was die unendliche, ewige Entwicklung für den Menschen bedeutet. Auf diese Weise kann man in einem einzelnen Mineral das komplette System des Wissens sehen, welches für die ewige Entwicklung und entsprechend für die Gewährleistung eines ewigen Lebens für den Menschen und alles Lebendige, unter anderem auch für die Erschaffung neuen Lebens, notwendig ist. Hier entsteht ein bestimmter Weg der Menschheit: durch die Erkenntnis dieser Gesetze des Bewusstseins und der Welt, kann man sich genauso im Weltall ausbreiten und dabei Systeme des Wissens haben, die man an die nächsten Systeme der Entwicklung weiter geben kann. Da sich der Mensch gemäss bestimmten Gesetzen im Weltall ausbreitet, muss man hier sehen, dass die Gesetze der Entwicklung der Menschheit in den unendlichen Weltall so sind, dass der Mensch Wissen an andere Systeme weiter geben kann, da je mehr sich jedes beliebige andere System weiter entwickelt, desto mehr entwickelt sich die Menschheit in die Ewigkeit.

Morphologie – tabellenartig

Chemische Formel - $(Y,Ca)_5(SiO_4,PO_4)_3(OH, F)$

Kristallsystem – monoklin

Farbe des Minerals - schwarz

Opazität – durchscheinend bis opak, nicht transparent

Glanz – Diamantenglanz, Fettglanz

Mohshärte - 5.

Bruch - muschelig

Dichte - 4,25.

Zusätzlich – Synonym – Britholith (Y)

ABHURIT – 9149813198

Seltenes Mineral, ein Hydroxyhalid von Zinn aus der Serie des Atakamit. Gemäss der Herkunft wird angenommen, dass dies ein Produkt der Erz-Hypergenese, entsteht durch eine Reaktion des reinen Zinn mit Meereswasser; wurde auf der Oberfläche eines Zinnbarrens entdeckt, der nach einem Schiffsbruch über 100 Jahre auf dem Meeresgrund des Roten Meers lag.

Morphologie - dünne nadelförmige Kristalle

Mineralklasse – halogenide

Chemische Formel - $Sn_{21}Cl_{16}(OH)_{14}O_6$

Kristallsystem – trigonal

Farbe des Minerals – farblos

Stichfarbe - weiss

Opazität – transparent, lichtdurchlässig

Glanz – perlmuttfarben

Mohshärte - 2

Bruch – uneben, zackenartig

Tenazität – brüchig

Dichte - 4,29–4,34.

Für das gegebene Mineral geschieht die Konzentration auf der chemischen Formel auf den Buchstaben „S“ und „n“. Bei der Konzentration auf der Charakteristik der Dichte mit dem Ziel der Steuerung des ewigen Lebens, muss man sich auf die Dichte 4,33 konzentrieren. Bei der Charakteristik der Farbe sollte man durch die Steuerung die Wahrnehmung einer rosa Farbe einführen, das heisst man sollte sich die Farbe rosa neben dem physischen Standort des Minerals vorstellen. Auf der Grenze zwischen dem vorstellbaren Bereich der rosa Farbe und der farblosen Ebene der physischen Erscheinung des Steins kann man die weisse Farbe der Linie erkennen und man kann auch, bereits innerhalb dieses Informationsbereichs, durch die Struktur des Bewusstseins einen Perlenglanz erkennen. Das heisst, dass der Glanz bereits nicht nur durch physische Sehkraft erkannt wird, sondern auch durch das eigene Bewusstsein.

Durch das Vereinigen der Struktur der Steuerung, die zum Licht des Bewusstseins gehört, und des Lichts, welches von der physischen

Ebene ausgeht, kann man sehen, dass der Kreuzpunkt des Lichts des Bewusstseins und des Lichts der physischen Ebene innerhalb des Steins es erlaubt eine Struktur zukünftiger Ereignisse zu erstellen, die eine Spiegelung der Zukunft ist. Wenn der Stein sich beispielsweise neben irgendeiner Stadt befindet und die Bauwerke dieser Stadt sich in der Zukunft in irgendeiner Art entwickeln werden, dann kann man durch solch einen Zugang zu der Information ungefähr sehen wie sich die sich daneben befindende Stadt entwikkeln wird.

Die Ereignisse der Zukunft im Stein treten oft recht deutlich in Erscheinung und haben eine bestimmte Härte. Deshalb, um diese Struktur in Richtung des ewigen Lebens zu entwickeln, muss man funktionale Systeme innerhalb dieser Bauwerke einlegen und diese auf das Wissen der ewigen Entwicklung und des ewigen Lebens ausrichten.

Verbunden mit der Charakteristik der Opazität, oder damit dass das Mineral transparent oder durchleuchtet ist, mit dem Ziel der ewigen Entwicklung, kann man eine Steuerung erstellen. Diese Steuerung bezieht sich darauf, dass wenn eine Fraktur des Lichts durch das Mineral hindurch geht, man durch das Aufstellen zweier Ebenen der Wahrnehmung im Bewusstsein, eine im eingehenden Bereich des Lichts und die andere im ausgehenden, gemäss dem Unterschied der Verkleinerung der Intensität des Lichts, die Charakteristik der Transparenz durch das Bewusstsein verstehen kann.

Man kann wahrnehmen in wie weit das Mineral transparent ist, wieviel Licht in diesem Mineral verschlungen wird und dadurch sehen wohin dieses Licht gelangt. Man kann die Verteilung des verschlungenen Lichts sehen.

Verbunden damit, dass man durch physisches Sehvermögen nicht erkennen kann wieviel Licht verschlungen wurde, kann man diese Frage mittels des Bewusstseins erforschen. Es entsteht ein Gesetz der ewigen Entwicklung, welches darin besteht, dass bei der Arbeit mit bestimmten Elementen der Realität, die nicht mittels irgendwelcher Mittel, z. B. wissenschaftlicher Studien, technischer Mittel oder Geräte und anderem erforscht werden können, man jedes beliebige Element der Realität mittels der Struktur des Bewusstseins erforschen kann.

Bei der Aufgabe der ewigen Entwicklung existiert deshalb eine bestimmte Ebene der Gewährleistung der gegebenen Entwicklung in solch einer Art, dass Sie Ihre eigene Struktur des Bewusstseins durch eine bestimmte planende Art und Weise formieren, sodass das Bewusstsein unbedingt Wissen hinzufügt, welches Sie nicht auf einem bekannten Wegen erlangen können. Mehr sogar, die gegebene Technologie kann man auf die Ebene der Erlangung von Wissen in Bezug auf bereits erschaffene Systeme ausbreiten.

Um zu sehen in wie weit das System der Realität der Aufgabe der ewigen Entwicklung, oder der Aufgabe der Gewährleistung eines ewigen Lebens entspricht, kann man jedes beliebige System in einer bestimmten Art und weise diagnostizieren und Informationen darüber erhalten, in welche Richtung man das System verbessern kann.

Wenn man sich irgendeine Maschine anschaut, kann man auf der gegebenen Ebene eine gewisse Koordinationsachse erhalten, wo es aufgeteilt wäre, was man zu jedem konkreten Zeitpunkt machen kann.

Man kann eine Steuerung ins System des kollektiven Bewusstseins einführen, wenn eine Maschine auf der jetzigen technologischen Ebene beispielsweise ökologisch realisierbarer wird; dann kann diese sich neue Sicherheitssysteme, Systeme der Koordination bei Bewegungen und andere aneignen. Und das kann man buchstäblich bis zu Technologien steigern, die man entweder ins kollektive Bewusstsein einführen kann, oder bei denen man durch eigenes Handeln jedes beliebige System in die Richtung der ewigen Entwicklung delegieren kann.

Auf diese Art und Weise kann man über jedem System steuernde Sphären sehen, die in die Richtung der ewigen Entwicklung lenken. Man verbindet das eine System der Steuerung in der Sphäre neben sich selbst und steuert durch diese eine bestimmte Ebene, welche sie als Aufgabe der Steuerung heraus gesondert haben und die ausgehend vom Ziel der ewigen Entwicklung realisiert werden soll. Solch eine Ideologie der ewigen Entwicklung ist die Basisebene der Steuerung und auch die Information, die als ein bestimmtes Signal

Ihre Steuerung in die Richtung der Gewährleistung einer ewigen Entwicklung, die wiederrum ein ewiges Leben realisiert, orientiert. Diese Aufgabe der ewigen Entwicklung, die Information der ewigen Entwicklung befindet sich an jedem beliebigen Punkt in Raum und Zeit; Nicht irgendwo konkret, wobei sie oft an einer lokalisierten, bestimmten, geometrischen Stelle des physischen Raums auftritt, sondern diese Information kann überall entdeckt werden. Deshalb ist der Algorithmus der ewigen Entwicklung absolut offensichtlich: das Nicht-Sterben der Lebenden, die Auferweckung aller Toten, ein allgemeines und ewiges Leben für alle.

Die Organisation der Steuerung ist hierbei so, dass wenn auch solche eigenartige Signale, Ideen und Realisationen der Idee des ewigen Lebens sich an einem beliebigen Punkt in Raum und Zeit befinden, so existieren in bestimmten Systemen klarer ausgeprägte Informationsstellen. Auf der geographischen Information der Erde gehören solche Stellen zu bestimmten geographischen Bereichen, wo die gegebene Information intensiver ist. An jedem beliebigen Standort des Menschen, in jeder beliebigen Information, die den Menschen umgibt, existieren solche Bereiche jedoch auf der Ebene des Blickwinkels, oder einer inneren geistigen Ebene der Diagnostik des Raumes um den Menschen rum.

Die Erforschung der gegebenen Richtung führt zudem, dass im Grunde genommen der Mensch der Träger dieser Information ist. Der Mensch schaut auf die innere Struktur seiner eigenen Seele und sieht dabei ein Spiegelbild, das ausstrahlt, dass die Realisierung des ewigen Lebens bereits in der Seele eingeprägt ist.

Somit muss man unter Umständen der ewigen Entwicklung seine eigene Seele mehr erforschen, da wo sich die Antworten auf jede beliebige praktische Frage befinden, Fragen die zur Realisierung des ewigen Lebens gehören. In der Struktur der Erkenntnis des Mechanismus der Erschaffung der Seele, ist Ihre eigene Entwicklung ein direkter Dialog mit dem Schöpfer, mit Gott.

Dieser führt dazu, dass Sie jede Realität verbessern und in die Richtung Ihres ewigen Lebens und des ewigen Lebens aller Sie umgebenden ausgleichen können. Deshalb ist die Aufgabe der Erkenntnis der eigenen Seele, vom Standpunkt ihres fundamentalen Aufbaus oder dessen, wie diese von Gott organisiert wurde, pflichtig. Damit die Erkenntnis ausgerichtet, klar und gemäss der Aufgabe der ewigen Entwicklung, des ewigen Lebens ist, muss man sich die Aufgabe der Gewährleistung des ewigen Lebens stellen. Somit ergibt sich, dass die ewige Entwicklung eine bestimmte Forderung, ein bestimmtes System der Realisierung des ewigen Lebens auf der seelischen und nicht nur auf der logischen Ebene darstellt.

AWARUIT - 3185412197

Morphologie - Dendrite

Chemische Formel - Ni_3Fe

Kristallsystem - kubisch

Farbe des Minerals – weiss bis grau-weiss

Stichfarbe – hell-grau

Opazität – undurchsichtig

Glanz – metallisch

Mohshärte - 5

Dichte - 7,8–8,22

Zusätzlich – Ausscheidungen einer unrichtigen Form, manchmal in Form von Streu mit Gold und Platinum. Wurde im Mondgrund entdeckt.

Bei der Konzentration auf der chemischen Formel, auf den Buchstaben „F“ und „e“ kann man ein Steuerungselement sehen, dass wenn Sie anfangen sich auf den Buchstaben „N“ und „i“ und auf der Ziffer drei des Index zu konzentrieren, dann entsteht hier eine Reaktionsebene des Bewusstseins, als ob das Bewusstsein es anstrebt das Ende der Formel zu sehen. Und diese Ebene der Eroberung der nächsten Abbildung, der nächsten Ebene der Steuerung, ist so, dass man diese in der Struktur der ewigen Entwicklung für die Erschaffung, beispielsweise überschneller Computer, die schnell grosse Mengen an Informationen verarbeiten, benutzen kann.

Wenn man von diesem Prinzip ausgeht, dann können Sie hier, beim ansehen der Struktur der Realität in solch einer Weise, dass jedes Element der Realität in einer bestimmten Art und Weise an der Erschaffung beteiligt war, sogar durch das System innerer Verbindungen, den nächsten Bereich in der Information, sehen, dass eine Steinschicht, die sich an die andere Steinschicht schmiegt eine solche Steuerungsebene ist, dass Sie hier das Prinzip der Gegenüberstellung ähnlicher Systeme sehen können. Bei Mineralien ist das Prinzip sehr klar definiert – das Element der Erschaffung des nächsten Minerals ist auf eine bestimmte Art und Weise mit dem vorherigen verbunden. Somit kann man solch einen Begriff wie Dauer für Mineralien als die Dauer ihrer Existenz anschauen.

Vom Standpunkt der ewigen Entwicklung aus kann man sich solch einen Moment anschauen, dass wenn wir die Dauer, oder das Verständnis der Dauer der Existenz betrachten, dann ist bei einer ewigen Existenz eines Minerals diese Dauer bereits unendlich. Die Eroberung des nächsten Informationssystems zukünftiger Ereignisse äussert sich in Form eines einzelnen, unendlich hellen, weissen Punkts, mit einer silbernen Schattierung des Lichts. So sehen Sie bereits die Handlung Gottes bei der Erschaffung materieller Systeme. In Bezug darauf, wenn Sie bereits anfangen sich der Anschauung der kompletten physischen Realität zu nähern, dann können Sie Ihre Impulse der Steuerung in einer ähnlichen Art und Weise weiter entwickeln. Dabei ist beispielsweise das Variieren der Dichte bereits wie ein System der Erschaffung eines dritten Umfelds.

Wenn man z. B. die Dichte niedriger der bekannten Masse nimmt, sowie 7,4, dann ergibt sich, dass Sie eine spekulative Konstruktion erschaffen haben, die sich in einer bestimmten Art und Weise auf die ganze Realität auswirkt.

Folglich, können Sie eine Realität höher als 8,22 erschaffen, z. B. 8,28. Dann ergibt sich, dass wenn Sie beispielsweise eine Charakteristik der Dichte in Ihrer Wahrnehmung niedriger als die niedrigste Grenze und höher als die höchste Grenze, die momentan bekannt ist, erschaffen haben, erschaffen Sie eine bestimmte Struktur der Steuerung, die auf irgendeine Charakteristik einwirken kann. Man kann sehen, dass durch den Weg der Entwicklung einer solchen Steuerung, oder die Erschaffung ausgeweiteter Charakteristika der Dichte, Sie in Ihrem Bewusstsein die Farbe verändern können.

In Charakteristika des Minerals steht geschrieben, dass von weiss bis grau-weiss Sie selbst die Technologie der Ausweitung des Intervalls der Steuerung auf die Farbgebung umleiten können und für Ihr Bewusstsein bereits beispielsweise grüne Farbtöne erhalten, was das folgende Prinzip und ein bestimmtes Gesetz der Entwicklung des Bewusstseins charakterisiert: Das Bewusstsein kann innerhalb von sich selber bestimmte Handlungen erhalten, die vergleichbar sind mit realen Systemen.

Da im Bewusstsein irgendein Gegenstand der physischen Realität so wahrgenommen wird, als ob dieser bestimmte Charakteristika hat, dann ergibt sich, dass wenn wegen einer Handlung des Bewusstseins, so als ob nicht durch physische Realität, ein dritter Gegenstand entsteht, das Bewusstsein im Grunde genommen ein komplettes Instrument der Steuerung und der Erschaffung von irgendetwas besitzt.

Ausgehend von dieser Basis kann man eine sehr starke Abfolge der Steuerung formieren, ausgerichtet darauf, dass genauso wie eine einzelne Farbe weiss erschaffen wird, die die Realität vom Schöpfer aus erschafft, Sie im Grunde genommen jede beliebige Realität gemäss der Aufgabe der ewigen Entwicklung erschaffen können; wo auch die allgemeine Auferweckung, die Erlangung des Nicht-Sterbens durch alle und ähnliches als Realität gilt.

Das wichtigste hierbei ist es, sich die ganze Zeit innerhalb dieser Aufgabe der ewigen Entwicklung, des ewigen Lebens aufzuhalten, da Gott, der alles in der Richtung der Ewigkeit, sowie das Leben und den Raum und die Zeit erschaffen hat, im gegebenen Fall auch entsprechend einem bestimmten Algorithmus handelte. Und wenn Sie genau so handeln, das heisst, dass Sie sich streng an die gleiche Linie halten, dann erreichen sie, sagen wir mal diese bestimmte Steuerung, oder sogar Über-Steuerung, welche als über jeder anderen beliebigen Steuerungsklasse liegt.

Deshalb, wenn man sich mit der Aufgabe des ewigen Lebens beschäftigt, sollte man sich absolut klar vorstellen können, dass diese Steuerung eine Idee sein sollte, welche Sie in die Realität umwandelt. Man muss sich für diese Idee bewegen. Ein Mensch, der anfängt sich mit der ewigen Entwicklung, mit der Gewährleistung des ewigen Lebens für sich selbst und alle anderen zu beschäftigen, muss auf einer bestimmten ideologischen Ebene arbeiten. Deshalb zieht die ideologische Ebene, das heisst, dass dies die stärkste Informationsebene ist, welche sich vor dem Menschen befindet und diesen immer unterstützt, einen irgendwie hoch entlang der Information, in anderen Worten, es gibt Kraft und alles andere.

Wenn der Mensch denkt, dass die ewige Entwicklung eine Handlung ist, die keinen Kraftaufwand benötigt, dann kann in einer aktiven Steuerungsphase etwas verbessern, z. B. die Gesundheit, oder ein Ereignis. Wenn er sich dabei gar nicht mehr damit beschäftigen möchte, als ob er annehmen würde, dass wenn er gewisse positive Umstände erlangt, er diese Steuerung zur Seite legen kann, dann geht er eigentlich ins System, oder Bereiche endgültiger Umstände über und dort gibt es eine andere Steuerung, welche im grossen und ganzen ganz offensichtlich nichts mehr mit der Aufgabe der ewigen Entwicklung zu tun hat.

Deswegen führt die Ideologie in eine konkrete Handlungsstruktur ein, wenn der Mensch genau dafür arbeitet, damit alles sich ewig entwickelt und damit es ein ewiges Leben gibt und nicht nur für die Verbesserung seiner Ereignisse.

Deshalb sollte man bei der Steuerung die Sphäre des Anhangs der Steuerung unterscheiden. Im Grunde genommen, ist es immer einfacher und es ergibt mehr Möglichkeiten für den Menschen, wenn man sich ideologisch mit der Aufgabe der ewigen Entwicklung und des ewigen Lebens beschäftigt, das heisst, dass man als Ideologe dieser Richtung auftritt und als Träger und Realisator der gegebenen Idee fungiert.

In der gleichen Zeit, wenn alles andere, beliebige private Aufgaben bereits die Folge dessen sind und sich viel schneller lösen lassen, wenn der Mensch die Idee vom ewigen Leben realisiert.

Da das gegebene Mineral im Mondgrund entdeckt wurde, könnte man sagen, dass ein Ereignis sehr stark das Bewusstsein öffnet, wenn wir eine Information von anderen Planeten oder anderen kosmischen Körpern, erhalten können, die sich neben der Erde befinden, von Mineralien, die sich nicht auf der Erde befunden haben.

Das Bewusstsein öffnet sich aus einer inneren Region heraus, ein goldenes Licht fängt an in alle Richtungen zu strömen. Wenn wir nachts auf den Mond schauen, wenn man durch eine Ausdehnung des Bewusstseins genau hin sieht, dann sehen wir goldige Schattierungen. Dies geschieht deshalb, weil das Bewusstsein anfängt sich in eine Struktur des kosmischen Raums zu entwickeln, zu erobern und zu verstehen, dann nachfolgend die Realität existiert, auf der Leben entwickelt werden kann.

Somit erscheint ein wichtiges Element des Funktionierens des Bewusstseins in Bezug auf die Verbreitung in andere Welten, Galaxien, Universen usw. Im Bewusstsein ist bereits ein bestimmter Weg verankert und wenn wir das Weltall erforschen wollen, oder wie man beispielsweise Leben im Weltall findet, oder Leben auf irgendeinem System im Weltall erschafft, dann muss man sich das Bewusstsein eigenständig entwickeln lassen, nachdem man dessen Prozesse des Weiterkommens erforscht hat. Wenn wir uns den Mond anschauen, dann geschieht die Ausbreitung des Bewusstseins in der Form, dass es eine Bewusstseinsphase gibt, die sich direkt ausbreitet und während dessen auf die menschliche Seele stößt und der Prozess wird insofern wahr genommen, dass sich ein goldige Farbe verbreitet.

Wenn Sie zu Logik, oder der nachfolgenden Phase des Bewusstseins übergehen, dann sehen Sie hier bereits eine zerstreute weiße Farbe.

Dieser Übergang geschieht so, dass Sie, ohne dass Sie es wegen der Informationsgeschwindigkeit merken, einfach bereits das eigene denken sehen; Sie nehmen wahr, dass ein denkender Mensch es beurteilt, wohin man fliegen kann, wie man sich zu einem beliebigen Punkt im Raum, z. B. bei der Erschaffung bestimmter Apparate, bewegen kann.

Das bedeutet, dass der Denkprozess eine Ebene des Verfolgens eines bestimmten, existierenden Systems der Bewusstseinsentwicklung ist. In der ewigen Entwicklung ist es wichtig einen solchen Weg des Verständnisses der Realität heraus zu sondern, wenn Sie sich harmonisch nachfolgende physische Systeme in der Entwicklung des Raums anschauen.

Vom Standpunkt der Aufgabe der Gewährleistung des ewigen Lebens aus gesehen, können Sie dabei annehmen, dass da es rundherum eine unendliche Anzahl an Räumen gibt und es viele Trä-

ger gibt, man das Leben entsprechend unendlich weiter entwickeln kann; So etwas wie wie z. B. einen Platzmangel für die Entwicklung des Lebens gibt es nicht.
Diese Ausnahme aus der Ebene der Logik der ewigen Entwicklung von allem, was die ewige Entwicklung, das ewige Leben des Menschen behindern würde; es ist ein seriöser Faktor, der es denen, die auf der Steuerungsebene arbeiten, ermöglicht, die eigene Konzeption der ewigen Entwicklung und des ewigen Lebens immer in einem Dialog zu realisieren und diese immer durch Elemente zu schützen, die bedeuten, dass das unendliche Weltall als eine Art Garantiegeber des ewigen Lebens des Menschen fungiert. Für den Menschen gibt es immer einen Platz und er kann sich immer Nahrung und alles, was für das ewige Leben nötig ist, organisieren.

AUGIT – 3194987813

Morphologie – kurzprismatische, tafelartige Kristalle

Mineralklasse – Silikate

Chemische Formel – $(Ca,Mg,Fe)_2(Si,Al)_2O_6$

Kristallsystem – monoklin

Farbe des Minerals – schwarz mit bräunlicher Färbung, grünlich-schwarz, dunkelgrün, rosa-braun

Strichfarbe – grünlich-grau

Opazität – durchscheinend, undurchsichtig, halbdurchsichtig

Glanz – Glasglanz, Harzglanz, Mattglanz

Mohshärte – 5,5–6

Bruch – muschelig, uneben

Tenazität – spröde

Dichte (g/cm³) – 3,3–3,5

Es ist notwendig sich bei der chemischen Formel auf den Buchstaben „**M**" und „**g**" zu konzentrieren. Bei der Konzentration auf der Aufgabe der ewigen Entwicklung müssen Sie für das gegebene Mineral eine Aufgabe so stellen, dass Sie sehen können auf welche Art und Weise chemische Substanzen, die sich im Menschen befinden, es ihm erlauben sich bis zu der Ebene zu entwickeln, auf der für ihn und für alle andere das ewige Leben gewährleistet ist. Die Aufgabe ist notwendig in der Hinsicht des Erhalts ernsthafter Ergebnisse und auch interessant in der Hinsicht, dass es eigentlich ausreicht einfach ist die Zwischenwirkung von chemischen Substanzen zu betrachten um über eigenes Bewusstsein über die eigene Seele, das zu sehen, was für die ewige Entwicklung notwendig ist.

In dem gegebenen Fall zum Beispiel, wenn wir die Buchstaben „**F**", „**e**" und „**A**", „**l**" betrachten, dann nehmen wir die Wechselwirkung von Fe und Al als ein Erkenntnissystem wahr, das in dem sekundären System der Bewusstseinsentwicklung gespiegelt ist. Dieses sekundäre System besteht darin, dass der Mensch, der aus chemischen Substanzen besteht, andere chemische Substanzen auf eine bestimmte Art und Weise wahrnimmt und dank seiner Lebensfunktionen dies zum Beispiel in Form einer beliebigen Formel niederschreiben kann. Es kommt zu einer Manifestation einer Überaufgabe der ganzen Welt einer bestimmten Ebene, wenn einige chemischen Substanzen, die auf eine bestimmte Art und Weise angeordnet sind auf andere chemischen Substanzen Einfluss nehmen. Sie können andere Objekte studieren oder zum Beispiel verändern. Man kann das Mineral Augit nehmen und es in mehrere Teile spalten. Das kann ein Mensch tun, der aus chemischen Substanzen besteht.

Ein Mineral, in diesem Fall das aus chemischen Substanzen bestehende Augit, kann passiv dem Willen von mehreren hochorganisieren Systemen, darunter auch der Einwirkung seitens des Menschen, ausgesetzt sein. Wenn wir so eine Natur der Welt betrachten, dann können wirr verstehen, dass das Leben selbst ein System der Organisation der Ewigkeit ist. Wenn bestimmte chemische Substanzen, die sich im Menschen befinden, anfangen unter dem Einfluss des menschlichen Bewusstseins auf dieses System der Weltorganisation zu reagieren, dann entwickelt sich ihr Leben ungehemmt und ewig. Das Ziel der Steuerung realisiert sich, welches darin besteht, dass der Mensch immer gesund ist, ewiglebend ist und auch alle anderen Folgen eines glücklichen, ewigen, gesunden Lebens eintreffen. Das Wesen der Ewigkeit des menschlichen Lebens muss durch das Licht des Bewusstseins, auch an die chemischen Elemente aus denen der Mensch besteht, herangeführt werden.

Es gibt auch ein System der entgegengesetzten Bewegung: jedes chemische Element des Menschen beinhaltet die komplette Information der ewigen Entwicklung, die sich mit der entgegenkommenden ausgerichteten Information über die Realisierung der Ewigkeit der gesamten Welt überschneidet. Die gesamte Welt ist ewig, weil jede seiner Manifestationen zu der Existenz der Welt führt. Aus diesem folgt, dass es keine abschließende Handlung der Welt gibt, da jede beliebige Handlung zu einer Spiegelung in der manifestierten, existenten Welt führt, das heißt zu dem nächsten Ereignis. Die Unendlichkeit der Welt ist in ihrer Logik verständlich und das garantiert die Unendlichkeit und folglich auch die Ewigkeit der Persönlichkeit eines Menschen, der auf diese Weise die Welt wahrnimmt. Aus der Ewigkeit der Welt folgt, dass wir ewig sind, weil wir geboren wurden. Das Können Informationen mittels der Bewusstseinshandlungen zu vereinen, zum Beispiel, durch Konzentration auf der chemischen Formel, ermöglicht es die chemischen Elemente Ihres Organismus richtig in Richtung der ewigen Entwicklung zu orientieren; So zu organisieren, dass aus der Sicht der Reaktion auf Informationen das Leben nicht final ist. Und auf diese Art und Weise ist es möglich, zum Beispiel die ewige Jugend zu gewährleisten; Den Begriff der ewigen Jugend einzuführen, sich auf einer bestimmten Altersgrenze zu befinden, usw. Da chemische Elemente doch materielle Systeme sind, so ist das Können diese im Organismus zu steuern, ein starkes Steuerungssystem, das zu ziemlich effektiven Mitteln der Organisation des ewigen Lebens gehört. Bei der Arbeit mit der Farbe können Sie folgendes Steuerungssystem betrachten: nehmen Sie zunächst die grünlich-schwarze Farbe wahr und so eine Charakteristik wie der Glasglanz; dann betrachten Sie die Steuerung aus der Sichtweise, dass das Mineral selbst durchscheinend, aber nicht durchsichtig ist, folglich können Sie so eine Ebene der Steuerung einführen, wie die Vorstellung eines Lichtstrahles, der durch das Mineral hindurch scheint und zwar auf so eine Art und Weise, dass der austretende Lichtstrahl nur eine grüne Färbung hat, ohne schwarze Nuancen. Das zeigt, dass es möglich ist ein Steuerungssystem zu entwickeln, wo Sie zwangsweise ein Informationselement von irgendeinem anderen System, irgendeiner anderen Information trennen können.

Im Fall des Minerals, im gegebenen Fall, wo die Rede von der Arbeit des Bewusstseins mit dem Mineral Augit ist, hat dieses Mineral eine Eigenschaft die Information zu filtern. Sie können hierhin auch jede beliebige Information leiten, die Sie für unnötig erachten, das heißt, wenn Sie irgendeine Information bei der Steuerung von Ereignissen ausschließen wollen. Dann können Sie sich einfach das Mineral vorstellen und durch ihn gedanklich eine Ereignisstruktur in Form eines bestimmten Strahles durchziehen, wenn man davon ausgeht das der Strahl für ein Ereignis steht, welches Sie aufbauen. Die gefilterte Information wird schneller sein, als wenn Sie einfach nur eine Steuerung durchgeführt hätten, zum Beispiel, ohne die

Struktur des Minerals zu verwenden. Obwohl es bei bestimmten Praxis möglich ist, einfach über das Bewusstsein zu arbeiten, ohne die Struktur des Minerals hinzuzuziehen.

Bei der Konzentration auf der chemischen Formel müssen Sie sich auf den Buchstaben „**C**", den ersten Buchstaben in der Formel, konzentrieren. Hier kann folgendes Gesetzt der ewigen Entwicklung verwendet werden, wenn Sie den Prozess der ewigen Steuerung an sich betrachten, dann dürfen keine Signale für Sie so sein, dass sie irgendeine Ihrer Handlungen abgeschlossen machen können. Aus der Sicht der Information muss jede Ihrer Handlungen sich ewig entwickeln. Sie, als ein ewig lebender Mensch können jederzeit gedanklich auf Ihre vorhergehenden Handlungen zugreifen und jederzeit entweder eine Folgehandlung, eine Erfahrung oder irgendeine Schlussfolgerung erhalten.

Aus diesem Grund, wenn Sie mit der Konzentration auf den ersten Buchstaben arbeiten, dann ist im ersten Impuls auch die Struktur der Ewigkeit hinterlegt. Wenn der erste Impuls gemacht wurde, dann kann er immer gemacht werden. So ist die Logik des Bewusstseins der ewigen Entwicklung. Deshalb ist die Veränderbarkeit von chemischen Formeln in Abhängigkeit von Wechselwirkungen von Substanzen, in diesem Fall zum Beispiel nicht prinzipiell, denn wenn bei Ihnen die chemische Zusammensetzung nicht sehr ausgebildet ist oder nicht gekennzeichnet ist, dann reicht es bereits aus sich auf das erste Symbol der Beschreibung der chemischen Zusammensetzung zu konzentrieren.

Es ist nämlich so, dass da die ausgearbeiteten chemischen Systeme, eine bei der gegebenen Erkenntnis der Welt und Entwicklung der Erkenntnissysteme, Ebenen sind, aber wenn die Rede von ewiger Entwicklung ist, dann können da vollkommen andere chemischen Substanzen sein. Folglich ist es in diesem Fall wichtig aus der Sicht der Steuerung über die Wahrnehmung der Substanz allein sofort erkennen zu können, welches System der Symbolkonfiguration, die die chemische Formel bestimmen, vorkommt. Wenn es in der Tabelle der chemischen Elemente diese Substanz nicht geben sollte, müssen Sie die Steuerung sofort auf den Erhalt dieser Substanz ausrichten. Das ist eine Steuerungsmöglichkeit, wenn Sie die Wissensstruktur der bekannten Kenntnisse durch irgendetwas vervollständigen, was dazu gehört, was Sie verwenden, wenn Sie das Steuerungssystem durch Konzentration auf den chemischen Elementen benutzen, dann können Sie so eine Steuerung erschaffen, dass Sie das System der ewigen Entwicklung so bekommen können, wie Sie es für sich gerne hätten.

Wenn Sie die Farbe des Minerals betrachten, dann können Sie sehen, dass wenn man die Mohshärte des Minerals variiert, eine tiefere Grenze nimmt, zum Beispiel drei, dann kann man die schwarze Farbe im Bewusstsein in hellere Töne umwandeln. Bei der Umwandlung in zwei, eins zum Beispiel, beginnt es im Bewusstsein heller zu werden. Und die Logik liegt darin, dass wenn Sie es zum

Beispiel in Null umwandeln, dann gibt es kein Mineral und es gibt auch keine schwarze Farbe. Folglich erlaubt die Steuerung durch das Bewusstsein sehr dynamische Bewegung von Grenzen. Wenn wir die Dichte (g/cm^3) betrachten, wo die mittlere Dichte als 3,75 bestimmt ist, dann ist sichtbar, dass das Leben aus der Sicht der Garantiegewährleistung des gesamten ewigen Lebens ewig und vollkommen steuerbar ist. Weil es beispielsweise möglich ist mittels der Variabilität des Bewusstseins sogar die unnötige Wahrnehmung zu verändern; z. B. schwarze Farbe in weiße. Und wenn Sie es dann mit weißer Farbe ausarbeiten, dann können Sie Steuerungskonstruktionen aufbauen, die auch für Systeme mit anderen Farben effektiv genug sind.

Ferner können Sie bei der Konzentration auf den Mineralen, auf den Zahlen der Minerale, sprich auf steinernen Zahlen, alles verwenden was über die Prinzipien der Mineralsteuerung bis zu dem Mineral Avicennit gesagt wurde und entsprechend nachfolgende konkrete Steuerungssysteme hinzufügen.

AVICENNIT – 3186142198

Mineralklasse – Oxide.

Chemische Formel –$\mathbf{Tl_2O_3}$

Es ist notwendig sich bei der chemischen Formel auf dem zweiten Buchstaben zu konzentrieren, sprich auf „**l**“.

Kristallsystem – kubisc.

Farbe des Minerals – grau-schwarz mit bräunlich-schwarzer Färbung

Es ist notwendig bei sich bei der Farbe des Minerals auf der bräunlichen Färbung zu konzentrieren.

Strichfarbe – grau-schwarz, schwarz mit bräunlicher Färbung

Opazität – undurchsichtig

Es ist notwendig sich mittels Konzentration vorzustellen, dass das Mineral durchsichtig ist.

Glanz – metallisch

Mohshärte – 1.5–2.5

Konzentrieren Sie sich auf der Mohshärte 1,6.

Bruch – uneben, Kerb zahnig, muschelig

Tenazität – sehr spröde

Dichte (g/cm^3) – 8,9

AVOGADRIT – 3189412197

In Verbindung damit, dass eine Konzentration für die ewige Entwicklung statt findet, müssen in diesen Konzentrationen Systeme der ewigen Entwicklung gefunden werden, welche ewiges Leben ermöglichen. Da das ewige Leben im physischen Körper gewährleistet wird, ist es notwendig während der Konzentration auch die Systeme zu finden, die das Leben des physischen Körpers gewährleisten.

Morphologie – tafelige Kristalle

Mineralklasse – Halogenide

Chemische Formel – **$(K,Cs)BF_4$**

Es ist notwendig sich bei der chemischen Formel auf dem Buchtstaben „**C**“ zu konzentrieren.

Kristallsystem – rhombisch

Farbe des Minerals – farblos übergehend in weiß; gelblich-weiß übergehend in rötlich-weiß

Es ist notwendig sich bei der Konzentration auf dem Mineral vorzustellen, dass Sie aus dem farblosen Zustand einen rosafarbenen Zustand erhalten.

Opazität – halbdurchsichtig

Dichte (g/cm³) – 2,62

Radioaktivität – 261.75

Bei der Konzentration auf der Steuerung müssen Sie eine Willenssteuerung durchführen, wenn sich die Radioaktivität auf 252 gesenkt hat, dann ist es die erste Steuerungsebene, die zweite Steuerungsebene tritt ein, wenn sie sich auf null gesenkt hat.

Zusatzinformation – schmilzt bei 273°C

AURORIT – 3186172194

Chemische Formel – **$(Mn,Ag,Ca)Mn_3O_7*3H_2O$**

Es ist notwendig sich bei der chemischen Formel so zu konzentrieren, dass Sie sequentiell die Formel von links nach rechts betrachten und Ihre Aufmerksamkeit auf dem achten Buschstaben der chemischen Formel, sprich auf „**n**“ akzentuieren.

Kristallsystem – trigonal

Farbe des Minerals – schwarz, blass-braun in den inneren Reflexen und in der Durchsicht in dünnen Rändern und Abscherungen

Bei der Konzentration auf der Farbe müssen Sie sich das Mineral in grün vorstellen.

Opazität – undurchsichtig

Um die Charakteristik „undurchsichtig“ im Wahrnehmungssystem in durchsichtig zu überführen müssen Sie die Zahlenreihe **218** verwenden.

Glanz – metallisch

Mohshärte – 2–3

Sie müssen sich auf der Mohshärte 2,1 konzentrieren.

Dichte (g/cm³) –3,8–4,1

Es ist notwendig sich auf der Dichte (g/cm³) 3,89 zu konzentrieren. Dabei müssen Sie mittels Bewusstseinshandlung von 3,89 bis 3,80 eine Technologie der Gewichtsreduktion erhalten, die dann in unterschiedlichen Situationen bei der Arbeit mit physischen Objekten verwendet werden kann.

AGRELITT – 3187142196

Morphologie – tafelartige Kristalle

Mineralklasse – Silikate

Chemische Formel – $NaCa_2Si_4O_{10}F$

Es ist notwendig sich bei der chemischen Formel auf dem dritten Buschstaben von links nach rechts zu konzentrieren, sprich auf „**C**“ und dann auf dem vierten Buchstaben, sprich auf „**a**“.

Kristallsystem – triklin

Farbe des Minerals – weiß, grau-weiß, grünlich-weiß

Strichfarbe – weiß

Bei der Konzentration auf der Farbe, ist es notwendig sich auf grau-weiß zu konzentrieren.

Glanz – Perlmutterglanz

Mohshärte – 5,5

Es ist notwendig die Mohshärte mittels Willensstärke, Konzentration und der Zahlenreihe in der Bewusstseinshandlung auf 5,1 zu verringern.

Dichte (g/cm³) – 2,9

Es ist notwendig die Dichte (g/cm³) mittels Konzentration in der Wahrnehmung auf 2,1 zu verringern. Danach, in folgender Konzentration, in der Bewusstseinshandlung auf null zu verringern und die Projektion des Minerals im kosmischen Raum zu beobachten. Dann werden Sie die Möglichkeit erhalten das Mineral in der Bewegung zu steuern, das heißt, Sie müssen versuchen in der gedanklichen Wahrnehmung das Kristall zu bewegen.

AGRINIERIT – 5896412197

Morphologie – tafelartige Kristalle

Mineralklasse – Oxide

Chemische Formel –$K_2Ca(UO_2)_6O_6(OH)_4 * 5H_2O$

Es ist notwendig sich bei der chemischen Formel auf das fünfte und sechste Symbol zu konzentrieren, das heißt auf „**U**“ und „**O**“.

Kristallsystem – rhombisch

Farbe des Minerals – orange

Bei der Konzentration auf der Farbe des Minerals, auf der Farbe Orange, muss auf der Bewusstseinsebene wahrgenommen werden, wie die Farbe Orange bei der Konzentration in bestimmte Färbungen auseinanderbricht.

Opazität – durchsichtig, halbdurchsichtig

Es muss mittels Konzentration versucht werden eine vollkommene Durchsichtigkeit zu erhalten. Da wo das Mineral halbdurchsichtig ist, muss durch Willensstärke in eigener Wahrnehmung Durchsichtigkeit erzielt werden.

Dichte (g/cm³) – 5,7

Bei der Konzentration auf der Dichte (g/cm³) müssen Sie sich eine Dichte (g/cm³) von 4,1 vorstellen.

Radioaktivität – 5,138,381.77

Es ist notwendig die Radioaktivität des Minerals gedanklich mittels Konzentration auf der Zahlenreihe des entsprechenden Minerals auf null zu verringern.

ADELIT – 8942172986

Morphologie – körnige Massen

Mineralklasse – Arsenide

Chemische Formel – **$CaMg(AsO_4)(OH)$**

Es ist notwendig sich bei der chemischen Formel auf den ersten zwei Symbolen zu konzentrieren, sprich auf „**C**“ und „**a**“. Danach muss ein Intervall von zwei bis drei Sekunden erfolgen und dann müssen Sie sich auf dem dritten und vierten Symbol, sprich auf „**M**“ und „**g**“ konzentrieren.

Kristallsystem – rhombisch

Farbe des Minerals – farblos, grau, blassblau-grau, gelb, blasses grün; farblos in den inneren Reflexen;

Bei der Konzentration auf der Farbe des Minerals müssen Sie sich auf der Farbe blassblau-grau konzentrieren.

Strichfarbe – weiß

Opazität – durchsichtig, halbdurchsichtig

Bei der Konzentration auf der Opazität müssen Sie sich auf der durchsichtigen Farbe konzentrieren.

Glanz – Harzglanz

Mohshärte – 5

Bei der Konzentration auf der Mohshärte müssen Sie gedanklich die Mohshärte auf 1 verringern.

Bruch – uneben, muschelig

Dichte (g/cm³) – 3,71–3,76

Die Dichte (g/cm^3) muss bei der Konzentration auf 2,0 verringert werden.

ADMONTIT - 3186142179

Morphologie – tafelartige Kristalle

Mineralklasse – Oxide

Chemische Formel – $\mathbf{MgB_6O_7(OH)_6 * 4H_2O}$

Es ist notwendig sich bei der chemischen Formel auf dem fünften und dem sechsten Symbolen zu konzentrieren, sprich auf „**O**". Index «7»

Kristallsystem – monoklin

Farbe des Minerals – farblos

Die Farbe des Minerals muss bei der Konzentration mittels Zahlenreihe aus farblos in eine Farbe übermittelt werden, die rötliche und goldfarbene Nuancen hat.

Strichfarbe – weiß

Die Strichfarbe muss mittels Konzentration in der Phantasie in grün umgewandelt werden.

Opazität – wasser-durchsichtig

Eine Opazität, die wasser-durchsichtig ist, muss mittels Konzentration in ein halbdurchsichtiges System überführt werden, welches goldfarbene Nuancen hat.

Mohshärte – 2–2, 5–3

Es ist notwendig die Mohshärte mittels Konzentration auf der Zahlenreihe in Richtung 0,8 zu steuern. In all diesen Konzentrationen, die mit der Arbeit mit den bekannten Charakteristika verbunden sind, wenn Sie in Ihrer Phantasie Charakteristika verändern, trainieren Sie Ihr Bewusstsein für den Erhalt von Wissen zur Steuerung beliebiger Prozesse materieller Art und Informationen, die mit diesen Prozessen verbunden sind. Das Konzentrationstraining auf den Mineralen ermöglicht es, ständig die Kraft des Bewusstseins zu vergrößern. Die Kraft des Bewusstseins gewährleistet das ewige Leben.

AERUGIT - 5896172149

Chemische Formel – $\mathbf{Ni_{8.5}(AsO_4)_2As^{5+}O_8}$

Es ist notwendig sich bei der chemischen Formel auf den ersten vier Symbolen zu konzentrieren, das heißt auf „**N**“, „**i**“, Indexe „**8**“, „**5**“.

Kristallsystem – monoklin

Farbe des Minerals – Grasgrün, blau-grün

Es ist notwendig sich auf der Grasgrünen Farbe zu konzentrieren.

Strichfarbe – helles grün

Bei der Wahrnehmung der Strichfarbe in der hell-grünen Farbe muss man in der Wahrnehmung die grüne Farbe mehr hervorheben.

Glanz – Diamantglanz

Mohshärte – 4

Bei der Arbeit mit dem gegebenen Mineral, vergrößern Sie in dem

Bewusstseinsareal, das sich mit der physischen Realität überschneidet, die Mohshärte auf 4,1, als eine bestimmte Form des Bewusstseinstrainings und schauen Sie dann wie sich die Eigenschaften des Minerals verändern. Das heißt, Sie können in Ihrem Bewusstsein die zu dem Mineral gehörigen Ereignisse bereits sehen, modellieren und diese Ereignisse auf beliebige andere Ereignisse des Modellierungssystems übertragen.

Dichte (g/cm³) – 5,85–5,95

Es ist notwendig sich bei der Dichte (g/cm³) auf einer Dichte (g/cm³) von 5,89 zu konzentrieren.

AZOPROIT – 9498172198

Morphologie – prismatische Kristalle

Chemische Formel – $Mg_2(Fe^{3+},Ti,Mg)O_2BO_3$

Es ist notwendig sich bei der chemischen Formel auf den letzten Symbolen in der chemischen Formel zu konzentrieren, das heißt auf den fünf Symbolen „**O**“, dem Index „2“, „**B**“, „**O**“, Index „3“.

Kristallsystem – rhombisch

Farbe des Minerals – schwarz

Die Farbe muss durch Willenskraft und Phantasie in weiße Farbe umgewandelt werden.

Glanz – Diamantglanz

Der Diamantglanz muss durch Willenskraft und Phantasie in Mattglanz umgewandelt werden, so eine weiße Farbe, als ob Sie Kreide betrachten würden.

Mohshärte – 5,5

Es ist notwendig die Mohshärte durch Willensstärke auf 0,3 zu verringern.

Bruch – muschelig

Dichte (g/cm³) – 3,63

Es ist notwendig die Dichte (g/cm³) durch Bewusstseinshandlung auf 3,633 zu vergrößern.

AIKINIT – 3189412186

Morphologie – körnige Massen, prismatische Kristalle, feinnadelige Kristalle

Mineralklasse – Sulfide

Chemische Formel – **$CuPbBiS_3$**

Es ist notwendig sich bei der chemischen Formel auf den ersten zwei Symbolen der chemischen Formel zu konzentrieren, sprich auf „**C**" und „**u**".

Kristallsystem – rhombisch (orthorhombisch)

Farbe des Minerals – Bleigrau

Bei der Konzentration auf der Farbe müssen Sie sich vorstellen, dass die Farbe Bleigrau sich in weiße Farbe umwandelt.

Strichfarbe – gräulich-schwarz, glänzend

Bei der Konzentration auf der Strichfarbe müssen Sie sich vorstellen, dass die glänzende Strichfarbe sich in matte umwandelt.

Opazität – undurchsichtig

Bei der Konzentration auf der Opazität müssen Sie sich vorstellen, dass das Mineral vollkommen durchsichtig ist und je weiter Sie es von sich wegbewegen, desto durchsichtiger wird es. ....

Glanz – metallisch

Bei der Konzentration auf dem Glanz müssen Sie sich vorstellen, dass der metallische Glanz sich in grau-grünen umwandelt.

Mohshärte – 2–2,5

Sie müssen sich bei der Konzentration auf der Mohshärte, auf einer Mohshärte von 2,1 konzentrieren.

Bruch – uneben

Stellen Sie sich bei der Konzentration auf dem Bruch vor, dass er eben ist.

Tenazität – spröde

Bei der Konzentration auf der Tenazität müssen Sie durch Willenskraft das Mineral so halten, dass es in Ihrer Phantasie nicht mehr spröde ist und dann auf der Bewusstseinsebene einige Testbewegungen durchführen, das heißt, Sie müssen sich gedanklich vorstellen, dass es aus einer großen Höhe runterfällt, 100 Meter, und dabei nicht zerbricht.

Dichte (g/cm³) – 7,06–7,08

Bei der Konzentration auf der Dichte (g/cm³) müssen Sie die Zahl 7,69 auswählen.

IOWAIT - 8912142786

Morphologie – idiomorphe Kristalle

Chemische Formel – $\mathbf{Mg_6Fe^{3+}{}_2(OH)_{16}C_{12}*4H_2O}$

Es ist notwendig sich bei der chemischen Formel auf den ersten Symbolen zu konzentrieren, einschließlich **Fe**, sprich auf „**M**", „**g**", Index „*6*", „**F**", „**e**".

Kristallsystem – trigonal

Farbe des Minerals – blau-grün

Stellen Sie sich bei der Konzentration auf der Farbe vor, dass sie sich von blau-grün in grün umwandelt.

Strichfarbe – weiß

Es ist notwendig sich bei der Konzentration auf der Strichfarbe vorzustellen, dass die Farbe sich von weiß in grün verändert.

Opazität – durchscheinend

Es ist notwendig sich bei der Konzentration auf der Opazität vorzustellen, dass das Mineral aktiver durchscheint, sprich er wird umso durchsichtiger, je ferner er sich von Ihnen wegbefindet.

Glanz – fettig

Es ist notwendig sich bei der Konzentration auf dem Glanz vorzustellen, dass sich der Fettglanz in diffusen Glanz umwandelt.

Dichte (g/cm³) – 1,5

Es ist notwendig sich bei der Konzentration auf der Dichte (g/cm³) vorzustellen, dass die laufende Dichte (g/cm³) oder die, die sich im Intervall befindet, in 0,25 umgewandelt wird.

AKAGANEIT - 3184912175

Morphologie - dickstenglige Kristalle, tafelartige Kristalle

Mineralklasse – Hydroxide

Chemische Formel – $\mathbf{(Fe^{3+},Ni^{2+})_8(OH,O)_{16}Cl_{1.25} * nH_2O}$

Es ist notwendig sich bei der chemischen Formel auf den Symbolen „**F**", „**e**" und Index „^{3}" zu konzentrieren, sprich auf drei Symbolen.

Kristallsystem – monoklin

Farbe des Minerals – gelblich-braun, Rostbraun

Bei der Konzentration auf der Farbe des Minerals müssen Sie sich auf der braunen Färbung konzentrieren.

Strichfarbe – bräunlich-gelb

Bei der Konzentration auf der Strichfarbe müssen Sie sich vorstellen, dass die Farbe bräunlich-gelb sich in grünlich-blassblau umwandelt.

Opazität – durchsichtig, halbdurchsichtig

Bei der der Konzentration auf der Opazität müssen Sie sich vorstellen, dass das Mineral ewig durchsichtig ist.

Glanz – Mattglanz

Bei der der Konzentration auf dem Glanz müssen Sie sich vorstellen wie der Mattglanz sich in weiß umwandelt.

Mohshärte – 5–5,5

Bei der der Konzentration auf der Dichte (g/cm³) müssen Sie sich vorstellen, dass die Dichte (g/cm³) sich auf 2 verringert.

Zusatzinformation – oft sternförmige Zwillinge, pulverige Aggre-

gate

AKANTHIT (Argentit) - 4890162189

Mineral, wichtigstes Silbererz

Morphologie – pseudokubische Kristalle, dichte Massen

Mineralklasse – Sulfide

Chemische Formel – **Ag_2S**

Bei der Konzentration auf der chemischen Formel muss man sich auf dem Symbol „**S**" konzentrieren.

Kristallsystem – monoklin

Farbe des Minerals – von schwarz-Blei-grau bis Eisenschwarz

Bei der Konzentration auf der Farbe müssen Sie sich vorstellen, dass sie sich von Bleigrau in weiß und dann jede Million Jahre in grün verändert.

Opazität – undurchsichtig

Bei der Konzentration auf der Opazität müssen Sie sich vorstellen, dass das Mineral in einer kurzen Zeitspanne durchsichtig wird, weil Sie oder andere Menschen durch das Bewusstsein die Farbe des Minerals und die Opazität verändern können.

Glanz – metallisch

Bei der Konzentration auf dem Glanz müssen Sie sich vorstellen, dass der Metallglanz durch orangefarbene Flecken ergänzt wird.

Mohshärte – 2–2,5

Bei der Konzentration auf der Mohshärte müssen Sie sich vorstellen, dass die Mohshärte sich auf 0,25 verringert.

Bruch – muschelig

Tenazität – geschmeidig

Dichte (g/cm³) – 7,2–7,4

Bei der Konzentration auf der Dichte (g/cm³) müssen Sie sich vorstellen, dass sie sich auf 7,1 verringert.

AKATOREIT - 8914975162

Morphologie – radial-strahlige Aggregate

Mineralklasse – Silikate

Chemische Formel – $\mathbf{(Mg,Fe)_9Al_2Si_8O_{24}(OH)_8}$

Es ist notwendig sich bei der chemischen Formel auf den ersten zwei Symbolen zu konzentrieren, sprich auf „**M**“, „**g**“.

Kristallsystem – triklin

Farbe des Minerals – gelb bis braun-orange

Bei der Konzentration auf dem Parameter Farbe, muss man sich vorstellen, dass die Farbe weiß wird.

Strichfarbe – gelblich-weiß

Bei der Konzentration auf der Strichfarbe, muss man sich vorstellen, dass die Farbe grell-weiß wird.

Glanz – Glasglanz

Bei der Konzentration auf dem Glanz, muss man sich vorstellen, dass der Glanz ins matt-metallisch übergeht.

Mohshärte – 6

Bei der Konzentration auf der Mohshärte muss man sich vorstellen, dass die Mohshärte sich auf 5 verringert hat.

Dichte (g/cm³) – 3,48

Bei der Konzentration auf der Dichte (g/cm³) muss man sich vorstellen, dass die Dichte (g/cm³) sich auf 2,1 verringert hat.

AKDALAIT - 3184917845

Bei der Konzentration auf dem gegebenen Mineral, auf den Zahlen die dem gegebenen Mineral entsprechen, muss berücksichtigt werden, dass die Technologie der ewigen Entwicklung von ihrem Wesen her so ist, dass sie eine bestimmte Praktik der Phantasienutzung, der Nutzung des Denkvorgangs zur Erschaffung von bestimmten Systemen in der Region der Gedanken, die dann in die Steuerung auf die physische Realität übergehen oder direkt in der realen Zeit steuern, beinhaltet. Deshalb, wenn die Rede davon ist, dass Sie durch Konzentration irgendwelche Parameter eines Materials modellieren, dann ermöglicht es Ihnen in der Zukunft ein trainiertes Bewusstsein zu besitzen, welches viel standhafter nicht nur physische Prozesse in der Welt, sondern auch informative Prozesse steuert und den Stärke der geistigen Handlung vergrößert.

Morphologie – in Form von feinen Linsen, lentikulären Aggregaten und feinen hexagonal-tafeligen Kristallen

Kristallklasse – Hydroxide

Chemische Formel – $Al_3O_4(OH)$

Es ist notwendig sich bei der Konzentration auf den ersten zwei Symbolen der Reihe und dem Index zu konzentrieren, das heißt auf „**A**" und „**l**", Index „3", und auf den letzten zwei Symbolen der Formel, sprich auf „**O**" und auf „**H**".

Kristallsystem – hexagonal

Farbe des Minerals – weiß, blasses grünlich-gelb in den inneren Reflexen

Wenn Sie sich auf der Farbe des Minerals konzentrieren versuchen Sie sich vorzustellen, wie sie sich aus weiß ins grün umwandelt.

Strichfarbe (Farbe im Pulver) – weiß

Stellen Sie sich bei der Konzentration auf der Strichfarbe vor, dass sie sich aus weiß ins grün umwandelt, dann in rötlich und dann wieder ins grün.

Opazität – halbdurchsichtig

Bei der Konzentration auf der Opazität müssen Sie sich vorstellen, dass das Mineral durchsichtig wird.

Glanz – Glasglanz

Bei der Konzentration auf dem Glanz stellen Sie sich vor, dass der Glasglanz zu Mattglanz wird, zum Beispiel mit grünen Einschlüssen, dabei müssen Sie versuchen die Reaktion des Bewusstseins zu verstehen, wenn Sie den Text wahrnehmen, der den Charakteristika auf der physischen Ebene entspricht und wenn Sie gedanklich die Wahrnehmung in ein anderes System überführen, sprich in das System der Phantasie. Man kann hier die Entwicklung der Phantasie sehen und erfühlen.

Mohshärte – 7–7.5

Bei der Konzentration auf der Mohshärte müssen Sie sich vorstellen, dass Sie sich auf der Mohshärte gleich 6,8 konzentrieren.

Bruch – uneben

Bei der Konzentration auf dem Bruch müssen Sie sich vorstellen wie man das unebene ins ebene umwandeln kann. Man kann zum Beispiel die dritte Zahl der Zahlenreihe des entsprechenden Minerals verwenden.

Tenazität – spröde

Bei der Konzentration auf der Tenazität achten Sie bitte auf ein Steuerungselement, der aus einem spröden Element ein ewiges Element machen kann. Dafür müssen Sie äußere Ereignisse erschaffen, die die Sprödigkeit nicht zerstören und dafür verwenden Sie die Zahlenreihe **498718**.

Dichte (g/cm³) – 3,68

Bei der Konzentration auf der Dichte (g/cm³) versuchen Sie in Ihrem Bewusstsein und in der Gedankenregion die Dichte (g/cm³) auf 3,5 zu verringern. Das Bewusstsein erschafft den Gedanken, sehen Sie den Unterschied. Wenn Sie aus dem Bewusstsein den Gedanken subtrahieren, erhalten Sie den denkenden Körper des Menschen. Der Körper-Gedanke ist ewig in Hinsicht auf die Ewigkeit des Gedankens als der derivativen, ewigen Seele des Menschen.

AKERMANIT – 8914987149

Morphologie – kurzprismatisch, dicktatelig, isometrisch;

Chemische Formel – $Ca_2MgSi_2O_7$

Konzentrieren Sie sich bei der chemischen Formel auf den ersten zwei Symbolen, auf „**C**“ und „**a**“.

Kristallsystem – tetragonal

Farbe des Minerals – grau-grün, braun, farblos;

Konzentrieren Sie sich bei der Farbe des Minerals auf die Farbe braun.

Strichfarbe – weiß

Bei der Strichfarbe konzentrieren Sie sich zunähst auf die Farbe weiß, dann auf grün und versuchen Sie zu verstehen, wie der Übergang von weiß ins grün funktioniert.

Opazität – durscheinend an den Rändern

Bei der Konzentration auf die Opazität, die an den Rändern durchscheint, machen Sie in Ihrer Phantasie die Ränder undurchsichtig.

Glanz – Glasglanz, Harzglanz, fettig

Bei der Konzentration auf dem Glanz versuchen Sie sich auf dem Fettglanz zu konzentrieren.

Mohshärte – 5–6

Bruch – uneben

Tenazität – spröde

Dichte (g/cm³) – 2,98–3,066

Konzentrieren Sie sich bei der Dichte (g/cm³) auf 3,0.

AKROCHORDIT – 8942172196

Morphologie – prismatische bis nadelige Kristalle;

Chemische Formel – $\mathbf{Mn^{2+}{}_5(AsO_4)_2(OH)_4 \times 4H_2O}$

Es ist notwendig sich bei der chemischen Formel auf den ersten zwei Symbolen zu konzentrieren, sprich auf „**M**“ und „**n**“.

Kristallsystem – monoklin

Farbe des Minerals – rötlich-braun mit gelblicher Färbung

Bei der Konzentration auf der Farbe müssen Sie diese in Ihrer Phantasie aus dem rötlich-braunem ins weiß umwandeln.

Opazität – halbdurchsichtig

Bei der Konzentration auf der Opazität müssen Sie diese aus halbdurchsichtig ins durchsichtig umwandeln.

Mohshärte – 3,5.

Bei der Konzentration auf der Mohshärte müssen Sie diese gedanklich in 3,0 umwandeln.

Dichte (g/cm³) – 3,194

Bei der Konzentration auf der Dichte (g/cm³) müssen Sie versuchen durch Ihre Willenskraft die Dichte (g/cm³) auf 0,2 zu verringern.

AKSAIT – 3194918196

Morphologie – prismatische Kristalle

Mineralklasse – Borate

Chemische Formel – $\mathbf{MgB_6O_7(OH)_6 * 2H_2O}$

Es ist notwendig sich bei der chemischen Formel auf dem dritten, vierten, fünften und sechstem Symbol, also auf „**B**“, dem Index „$_6$“, „**O**“, dem Index „$_7$“ zu konzentrieren.

Kristallsystem – rhombisch

Farbe des Minerals – farblos, hellgrau, weiß;

Bei der Farbe des Minerals müssen Sie die Farbe aus farblos ins hellgrün umwandeln.

Strichfarbe – weiß

Sie müssen bei der Strichfarbe gedanklich die Farbe weiß ins grün umwandeln.

Opazität – durchsichtig, halbdurchsichtig;

Bei der Opazität müssen Sie die durchsichtige Charakteristik der Opazität gedanklich in undurchsichtige, mit grünlicher Färbung umwandeln.

Mohshärte – 2,5

Die Mohshärte muss gedanklich in 2,1 umgewandelt werden.

Dichte (g/cm³) – 2,066

Die Dichte (g/cm³) muss gedanklich ins 1,8 umgewandelt werden.

AKTASCHIT – 0172182136

Morphologie – Kristalle in Form von trigonalen Pyramiden mit Monoeder;

Chemische Formel – $\mathbf{Cu_6Hg_3As_4S_{12}}$

Es ist notwendig sich bei der chemischen Formel auf den ersten zwei Symbolen zu konzentrieren, auf „**C**“, „**u**“.

Kristallsystem – hexagonal

Farbe des Minerals – gräulich schwarz mit bläulicher Färbung;

Die Farbe muss gedanklich ins grün umgewandelt werden.

Strichfarbe – schwarz

Die Strichfarbe muss gedanklich ins weiß umgewandelt werden.

Glanz – metallisch

Der Glanz muss gedanklich ins bläulich metallisch umgewandelt werden.

Mohshärte – 3,5

Die Mohshärte muss gedanklich auf 3,1 verringert werden.

Bruch – muschelig, uneben;

Der Bruch muss gedanklich in eben umgewandelt werden.

Tenazität – spröde

Die Tenazität muss in einen nicht spröden Zustand umgewandelt werden.

Dichte (g/cm³) – 5,5

Die Dichte (g/cm³) muss gedanklich auf 5,2 verringert werden.

Zusatzinformation – leitet Elektrizität;

Die Charakteristik der Leitfähigkeit muss aus „leitet Elektrizität" ins „leitet keine Elektrizität" umgewandelt werden.

AKTINOLITH – 8942172986

Chemische Formel – $\mathbf{Ca_2(Mg,Fe^{2+})_5Si_8O_{22}(OH)_2}$

Es ist notwendig sich auf „**C**", „**a**", dem Index „$_2$", auf „**M**", „**g**" zu konzentrieren.

Kristallsystem – monoklin

Farbe des Minerals – grün, grün-schwarz, grau-grün oder schwarz;

Sie müssen sich gedanklich auf der schwarzen Farbe des Minerals konzentrieren.

Strichfarbe – weiß

Es ist notwendig sich gedanklich auf der weißen Strichfarbe zu konzentrieren.

Opazität – durchsichtig, halbdurchsichtig;

Die Opazität muss gedanklich in einen undurchsichtig-weißen Zustand umgewandelt werden.

Glanz – Glasglanz, Seidenglanz

Der Glasglanz muss gedanklich in Metallglanz umgewandelt werden.

Mohshärte – 5–6

Die Mohshärte muss gedanklich auf 4 verringert werden.

Bruch – eben

Tenazität – spröde

Dichte (g/cm³) – 3,03–3,24

Die Dichte (g/cm³) muss gedanklich in einen geringeren Wert 3,02 umgewandelt werden.

ACUMINIT – 3165412193

Chemische Formel – $SrAlF_4(OH) * H_2O$

Es ist notwendig sich bei der chemischen Formel auf dem Symbol „**F**“ und dem folgenden Symbol, dem Index „$_4$“ zu konzentrieren.

Kristallsystem – monoklin

Es ist notwendig sich bei der Konzentration vorzustellen, dass das Kristallsystem triklin ist.

Farbe des Minerals – farblos, weiß;

Bei der Konzentration auf der Farbe des Minerals muss beachtet werden, dass die Umwandlung der Mineralfarbe in eine andere Farbe mittels des eigenen Bewusstseins, eine bestimmte und oft ziemlich anstrengende Arbeit ist. Verbunden damit wird die Reihenfolge des Bewusstseinstrainings bei der Umwandlung von einer Farbe in eine andere, an das Wissen über den optischen Prozess in der ganzen Welt gekoppelt, um auch nur eine Farbe des Minerals umzuwandeln. Aus diesem Grund ist es notwendig bei der Umwandlung zum Beispiel des farblosen Zustandes des gegebenen Minerals in die Farbe blassblau unbedingt die Grundstruktur der Unveränderlichkeit der Welt wahrzunehmen, die darin besteht, dass Ihre gedankliche Trainingseinheiten, Handlungen im System der Makroerrettung dann funktionieren können, wenn sie auf das ewige Leben ausgerichtet sind.

Strichfarbe – weiß

Es ist möglich sich bei der weißen Strichfarbe vorzustellen, dass sie durch Willensstärke in grünliche Farbe umgewandelt wird.

Opazität – durchsichtig

Glanz – Glasglanz

Mohshärte – 3,5

Es ist möglich in dem gegebenen Mineral die Mohshärte auf der Ebene der Gedanken auf 3,1 zu verringern.

Dichte (g/cm³) – 3,295

ALABANDIN – 3186142197

Morphologie – körnige Massen

Mineralklasse – Sulfide

Chemische Formel – $\mathbf{Mn^{2+}S}$

Es ist notwendig sich bei der chemischen Formel auf den Buchstaben „**M**" und „**n**" zu konzentrieren.

Kristallsystem – kubisch

Farbe des Minerals – Eisenschwarz, in dünnen Abscherungen grün oder braun;

Opazität – undurchsichtig

Glanz – halbmetallisch

Mohshärte – 3,5–4

Es ist notwendig die Mohshärte gedanklich auf 2 zu verringern.

Bruch – uneben

Dichte (g/cm³) – 4,1

Es ist notwendig sich die Dichte (g/cm³) gedanklich gleich 4 vorzustellen.

ALACRANIT – 9842172986

Chemische Formel – $\mathbf{As_8S_9}$

Es ist notwendig sich bei der chemischen Formel auf dem zweiten Symbol „**s**“ zu konzentrieren und dann direkt auf dem ersten und dem zweiten Symbol und auf dem Index, sprich auf den ersten drei Symbolen „**A**“, „**s**“ und dem Index „**8**“.

Kristallsystem – monoklin

Farbe des Minerals – orange-gelb

Glanz – Diamantglanz

Mohshärte – 1,5

Die Mohshärte muss bei der Konzentration als gleich 1,2 vorgestellt werden.

Dichte (g/cm³) – 3,4–3,46, mittlere – 3,43

ALAMOSIT – 8914987196

Morphologie – radial-strahlige Aggregate;

Kristallklasse – Silikate

Farbe des Minerals – von farblos bis weiß;

Strichfarbe – weiß

Glanz – Glasglanz

Mohshärte – 4,5

Dichte (g/cm³) – 6.49

Es ist notwendig sich vorzustellen, dass die Dichte (g/cm³) gleich 3 ist.

ALARSIT – 8916489175

Chemische Formel – **$AlAsO_4$**

Hier ist es notwendig sich auf dem dritten und vierten Symbol, das heißt auf „**A**", „**s**" zu konzentrieren.

Kristallsystem – trigonal

Farbe des Minerals – Cremeweiß übergehend in farblos;

Strichfarbe – weiß

Glanz – Glasglanz

Mohshärte – 5–5,5

Bei der Konzentration auf der Mohshärte müssen Sie versuchen gedanklich die Mohshärte auf 4 zu verringern.

Dichte (g/cm³) – 3,32–3,35, mittlere – 3,33

ALEKSIT – 8196412184

Morphologie – durchgehende Massen, Einschlüsse;

Mineralklasse – Sulfide

Chemische Formel – **$PbBi_2Te_2S_2$**

Es ist notwendig sich bei der chemischen Formel des Aleksits auf den letzten Symbolen der chemischen Formel, sprich auf „**S**" und dem Index „**2**" zu konzentrieren.

Kristallsystem – trigonal

Farbe des Minerals – weißlich-grau

Glanz – metallisch

Mohshärte – 2,5

Bei der Konzentration auf den Parametern des Minerals müssen Sie sich vorstellen, dass die Mohshärte sich auf 2,1 verringert.

Dichte (g/cm³) – 7,8

Zusatzinformation – lässt sich leicht polieren;

ALLABOGDANIT – 8912496197

Chemische Formel – $\mathbf{(Fe,Ni)_2P}$

Es ist notwendig sich bei der chemischen Formel auf dem Symbol „**P**" zu konzentrieren.

Kristallsystem – rhombisch

Farbe des Minerals – helles Strohgelb

Opazität – undurchsichtig

Glanz – metallisch

Mohshärte – 5–6

Bei der Konzentration auf der Mohshärte müssen Sie sich vorstellen, dass sie sich auf 4,1 verringert.

Tenazität – spröde

Dichte (g/cm³) – 7,1

ALLAKTIT – 8916497187

Morphologie – längliche, feinprismatische oder tafelartige Kristalle;

Mineralklasse – Arsenide

Chemische Formel – $\mathbf{Mn_7(AsO_4)_2{*}(OH)_4}$

Es ist notwendig sich bei der chemischen Formel auf drei letzten Symbolen der Formel zu konzentrieren, sprich auf „**O**", „**H**" und dem Index „4".

Kristallsystem – monoklin

Farbe des Minerals – dunkelrot bis helles rosa-rot, purpurrot, braun-rot, rosa, manchmal von farblos bis weiß in dünnen Plättchen;

Versuchen Sie bei der Konzentration auf der Farbe des Minerals in Ihrer Wahrnehmung die Farbe weiß festzuhalten.

Strichfarbe – gräulich, übergehend ins blass-blau;

Opazität - Glasglanz, bis hin zu fettig auf den Abscherungen;

Mohshärte – 4,5

Es ist notwendig die Mohshärte gedanklich auf 4,1 zu verringern.

Bruch – uneben

Tenazität – spröde

Dichte (g/cm³) – 3,8

Es ist notwendig die Dichte (g/cm³) gedanklich bis 3 zu verringern.

ALLANPRINGIT – 2186142197

Morphologie – in Form von blass-braun-gelben nadeligen, verzwillingten Kristallen;

Chemische Formel – $\mathbf{Fe^{3+}{}_3(PO_4)_2(OH)_3 \times 5H_2O}$

Es ist notwendig sich bei der chemischen Formel auf den ersten zwei Symbolen – „**F**", „**e**" zu konzentrieren.

Farbe des Minerals – blass-braun-gelb

Strichfarbe – weiß mit gelblicher Färbung

Opazität – durchsichtig, halbdurchsichtig

Glanz – Glasglanz

Mohshärte – 3

Es ist notwendig sich unter gedanklicher Konzentration die Mohshärte auf 2,5 zu verringern.

Bruch – uneben

Tenazität – spröde

Dichte (g/cm³) – 2,54

ALLARGENTUM – 8142196187

Morphologie – in Form von komplexen Verwachsungen mit gediegenem Silber und sehr feinen separaten Körnern;

Chemische Formel – $\mathbf{Ag_{1-x}Sb_x}$

Es ist notwendig sich bei der chemischen Formel auf den ersten zwei Symbolen – „**A**“, „**g**“ zu konzentrieren.

Kristallsystem – hexagonal

Farbe des Minerals – Silber-weiß

Strichfarbe – grau

Glanz – metallisch

Opazität – undurchsichtig

Mohshärte – 2,5–3

Die Mohshärte muss gedanklich auf 2 verringert werden.

Dichte (g/cm³) – 9,45

Die Dichte (g/cm³) muss gedanklich auf 8 verringert werden.

ALLEGHANYIT – 8193167198

Morphologie – isometrisch

Chemische Formel – $\mathbf{Mn_5(SiO_4)_2(OH)_2}$

Es ist notwendig sich bei der chemischen Formel auf den ersten zwei Symbolen – „**M**", „**n**" zu konzentrieren.

Kristallsystem – monoklin

Farbe des Minerals – rosa bis gräulich-rosa und rötlich braun;

Opazität – durchsichtig, durchscheinend

Glanz – Glasglanz, Harzglanz

Mohshärte – 5–5,5

Bruch – muschelig

Dichte (g/cm³) – 3,93–4,088

Es ist notwendig die Dichte (g/cm³) durch gedankliche Konzentration auf 2 zu verringern.

ALLEMONTIT – 8948916948

Morphologie – Fasern, Plättchen;

Chemische Formel – **SbAs+As**

Es ist notwendig sich bei der chemischen Formel auf den Symbolen „**S**", „**b**" zu konzentrieren.

Kristallsystem – trigonal

Farbe des Minerals – Zinkweiß

Strichfarbe – grau

Opazität – undurchsichtig

Glanz – metallisch

Mohshärte – 3–4

Es ist notwendig die Mohshärte gedanklich auf 2 zu verringern.

Bruch – uneben

Dichte (g/cm³) – 6,05–6,35

Es ist notwendig die Dichte (g/cm³) durch geistige Konzentration auf 5 zu verringern.

ALLOKLASIT – 8193174986

Chemische Formel – **(Co,Fe)AsS**

Es ist notwendig sich bei der chemischen Formel auf den ersten zwei Symbolen „**C**", „**o**" zu konzentrieren.

Kristallsystem – monoklin

Farbe des Minerals – rötlich-Zinkweiß

Strichfarbe – schwarz

Opazität – undurchsichtig

Glanz – metallisch

Mohshärte – 5

Es ist notwendig die Mohshärte gedanklich auf 4 zu verringern.

Bruch – uneben

Dichte (g/cm³) – 6,15

Es ist notwendig die Dichte (g/cm^3) gedanklich auf 6 zu verringern.

ALLOPALLADIUM – 8942916184

Morphologie – tafelartige Kristalle

Chemische Formel – Pd_5Sb_2

Es ist notwendig sich bei der chemischen Formel auf den Symbolen „**S**", „**b**" und dem Index „$_2$" zu konzentrieren.

Farbe des Minerals – Silberweiß bis Stahlgrau, weiß mit gelblichen oder Bronzen-rosafarbenen Färbungen;

Es ist notwendig die Farbe als weiß wahrzunehmen.

Opazität – undurchsichtig

Opazität – es ist notwendig gedanklich das Mineral durchsichtig werden zu lassen.

Glanz – metallisch

Mohshärte – 4,5

Es ist notwendig die Mohshärte gedanklich auf 3 zu verringern.

Dichte (g/cm^3) – 11,5

Es ist notwendig die Dichte (g/cm^3) gedanklich auf 10 zu verringern.

ALLOPHAN – 2186142197

Chemische Formel – $Al_2O_3(SiO_2)_{1.3\text{-}2.0}*2.5-3.0H_2O$

Es ist notwendig sich bei der chemischen Formel auf den ersten, folgenden Symbolen zu konzentrieren – „**A**", „**l**", dem Index „$_2$",

„**O**“ und dem Index „₃“.

Kristallsystem – amorph

Farbe des Minerals – blau, grün, braun, farblos, gelb, weiß;

Strichfarbe – weiß

Es ist notwendig sich die Strichfarbe Grün vorzustellen.

Opazität – durchsichtig, halbdurchsichtig, durchscheinend;

Glanz – Glasglanz, Perlmutternglanz;

Mohshärte – 3

Bruch – muschelig

Tenazität – spröde

Dichte (g/cm^3) – 1,85–1,89

Es ist notwendig bei der Konzentration auf der Dichte (g/cm^3), diese gedanklich auf 1 zu verringern.

ALLOCHALCOSELIT – 8942172186

Chemische Formel – $\mathbf{Cu^{1+}Cu^{2+}{}_5PbO_2(SeO_3)_2Cl_5}$

Es ist notwendig sich bei der chemischen Formel auf den ersten zwei Symbolen „**C**“, „**u**“ zu konzentrieren.

Kristallsystem – monoklin

Farbe des Minerals – dunkelbraun

Opazität – undurchsichtig

Glanz – Diamantglanz

Mohshärte – 3 – 4

Es ist notwendig die Mohshärte gedanklich auf 2 zu verringern.

Dichte (g/cm³) – 4,64

ALLUAIVIT - 8942487196

ChemischeFormel–$Na_{19}(Ca,Mn)_6(Ti,Nb)_3Si_{26}O_{74}Cl*2H_2O$

Es ist notwendig sich bei der chemischen Formel auf den ersten vier Symbolen, sprich auf „**N**", „**a**", den Index „1" und „9" im Index zu konzentrieren.

Kristallsystem – trigonal

Farbe des Minerals – farblos

Glanz – Glasglanz

Mohshärte – 5–6

Es ist notwendig die Mohshärte mittels der Konzentration auf 4 zu verringern.

Dichte (g/cm³) – 2,76

ALLUAUDIT – 3186142197

Morphologie – tafelige bis nadelig-faserige Kristalle bis zu 1cm groß. Typisch sind radial-strahlige, feinfaserige Aggregate.

Chemische Formel –

$(Na,Ca)_2(Mn,Mg,Fe^{2+})(Fe^{3+},Mn^{2+})_2(PO_4)_3$

Es ist notwendig sich bei der chemischen Formel auf den ersten zwei Symbolen „**N**", „**a**" zu konzentrieren.

Kristallsystem – monoklin

Farbe des Minerals – gelb, braun-gelb, grün, grünlich-schwarz;

gelb übergehend ins gelb-grün in den inneren Reflexen und in der Durchsicht;

Es ist notwendig sich auf der grünen Farbe des Minerals zu konzentrieren.

Strichfarbe – bräunlich-gelb

Opazität – undurchsichtig.

Glanz – fettig, Diamantglanz

Mohshärte – 5–5,5

Dichte (g/cm³) –3,4–3,5

Es ist notwendig die Dichte (g/cm³) gedanklich auf 3,1 zu verringern.

ALSAKHAROVIT-ZN - 7890614985

Chemische Formel –

$$NaSrKZn(Ti,Nb)_4(Si_4O_{12})_2(O,OH)_4*7H_2O$$

Es ist notwendig sich bei der chemischen Formel auf den folgenden ersten Symbolen zu konzentrieren, das sind – **„N“**, **„a“**, **„S“**, **„r“**, **„K“**, **„Z“**, **„n“**.

Kristallsystem -monoklin

Farbe des Minerals – weiß, hell-braun, farblos

Es ist notwendig sich auf der weißen Farbe des Minerals zu konzentrieren und sich gedanklich vorzustellen, dass sie sich in rosagrün umwandelt.

Strichfarbe – weiß

Opazität – durchsichtig, halbdurchsichtig

Glanz – Glasglanz

Mohshärte – 5

Die Mohshärte muss gedanklich auf 2 verringert werden.

Bruch – uneben

Dichte (g/cm³) – 2,9

Es ist notwendig die Dichte (g/cm³) gedanklich auf 3,1 zu erhöhen.

Radioaktivität – 28.00

Es ist auch notwendig sich gedanklich auf der Zahlenreihe des entsprechenden Minerals zu konzentrieren, das heißt diese vor sich hin zu sprechen und sich vorzustellen, dass die Radioaktivität sich auf 0 verringert.

ALTAIT – 8942172184

Morphologie – körnige Massen

Chemische Formel – **PbTe**

Es ist notwendig sich bei der chemischen Formel auf allen Symbolen – „**P**“, „**b**“, „**T**“, „**e**“ zu konzentrieren.

Kristallsystem – kubisch

Farbe des Minerals – zinnweiß mit hell gelber Färbung; gelblich braun; charakteristisch ist die Bronzen-gelbe Anlauffarbe.

Strichfarbe - schwarz

Es ist notwendig sich die Strichfarbe bei der Konzentration weiß vorzustellen.

Opazität – undurchsichtig

Glanz – metallisch

Mohshärte – 2–3

Es ist notwendig die Mohshärte bei der gedanklichen Konzentration auf 1 zu verringern.

Bruch – stufig

Tenazität – spröde

Dichte (g/cm³) – 8,1–8,2, Mittelwert – 8,14

Zusatzinformation: enthält manchmal dünne Einwachsungen von Telluriden aus Gold und Silber; kommt häufig bei engen Verwachsungen mit gediegenem Gold und gediegenem Silber vor.

ALTISIT - 8936412184

Chemische Formel – $\mathbf{Na_3K_6Ti_2Al_2Si_8O_{26}Cl_3}$

Es ist notwendig sich bei der chemischen Formel auf dem Symbol „**N**“ und auf dem Symbol „**a**“ am Anfang der Formel zu konzentrieren.

Kristallsystem – monoklin

Farbe des Minerals – farblos

Es ist notwendig sich die Farbe des Minerals anstelle von farblos als grünlich-blassblau vorzustellen.

Strichfarbe – weiß

Glanz – Glasglanz

Mohshärte – 6

Dichte (g/cm³) –2,64–2,67, mittlere – 2,65

Es ist notwendig die Dichte (g/cm³) gedanklich auf 1 zu verringern.

Radioaktivität - 276,29

Es ist notwendig die Radioaktivität durch zwei Iterationsschritte zu verringern: der erste Schritt ist es sie auf 250 zu verringern, der zweite Schritt ist es sie auf 0 zu verringern. Bei der Verringerung der Radioaktivität muss die Zahlenreihe des entsprechenden Minerals verwendet werden.

ALUNIT – 8936412197

Morphologie – körnige Massen, tafelige Kristalle, kryptokristallinische Massen.

Kristallklasse – Sulfate

Chemische Formel – **$KAl_3(SO_4)_2(OH)_6$**

Es ist notwendig sich bei der chemischen Formel auf den ersten vier Symbolen zu konzentrieren, das heißt auf „**K**", „**A**", „**l**" und den Index „$_3$".

Kristallsystem – trigonal

Farbe des Minerals – weiß, gräulich, gelblich, rötlich, rot-braun; farblos in den inneren Reflexen und in der Durchsicht;

Strichfarbe – weiß

Opazität – durchsichtig

Glanz – Glasglanz, Perlmutterglanz

Mohshärte – 3,5–4

Es ist notwendig die Mohshärte gedanklich auf 1 zu verringern.

Bruch – uneben, eben, muschelig

Tenazität – spröde

Dichte (g/cm³) – 2,6–2,9

Radioaktivität – 136,78

Es ist notwendig die Radioaktivität gedanklich, mittels der Verwendung der Zahlen die dem gegebenen Mineral entsprechen, auf 0 zu verringern.

Elektrische Eigenschaften des Minerals – starkes Pyroelektrikum;

ALUNOGENIT – 2986412978

Morphologie – prismatisch, tafelig

Chemische Formel – $Al_2(SO_4)_3(H_2O)_{12} * 5H_2O$

Es ist notwendig sich bei der chemischen Formel auf den ersten zwei Symbolen und dem folgenden Zahlenindex zu konzentrieren, sprich auf „**A**“, „**l**“, Index „$_2$“.

Kristallsystem - triklin

Farbe des Minerals – farblos übergehend ins weiß, gelblich oder rötlich;

Strichfarbe – weiß

Opazität – durchsichtig

Glanz – Glasglanz, Seidenglanz

Mohshärte – 1, 5–2

Es ist notwendig die Mohshärte gedanklich auf 0,9 zu verringern.

Dichte (g/cm³) – 1,77

Die Dichte (g/cm³) muss gedanklich auf 1 verringert werden.

ALFORSIT - 2162187194

Chemische Formel – $Ba_5(PO_4)_3Cl$

Es ist notwendig sich bei der chemischen Formel auf den ersten 3 Symbolen – „**B**", „**a**", den Index „**5**" zu konzentrieren.

Kristallsystem – hexagonal

Farbe des Minerals – farblos

Strichfarbe – weiß

Glanz – Glasglanz

Mohshärte – 5

Dichte (g/cm³) – 4,73

Es ist notwendig die Dichte (g/cm³) gedanklich auf 3 zu verringern.

Chemische Formel – **Ba5(PO4)3Cl**

ALBRECHTSCHRAUFIT - 4953184978

Chemische Formel – $Ca_4Mg(UO_2)_2(CO_3)_6F_2 * 17H_2O$

Es ist notwendig sich in der chemischen Formel auf dem vierten und fünften Symbol zu konzentrieren, sprich auf „**M**" und „**g**".

Kristallsystem – triklin

Farbe des Minerals – gelb-grün

Strichfarbe – weiß

Glanz – Glasglanz

Mohshärte – 2–3

Die Mohshärte muss gedanklich auf 1 verringert werden.

Dichte (g/cm³) – 2.6

Radioaktivität – 2,686,675.89

Es ist notwendig die Radioaktivität mittels Konzentration auf den Zahlen, die dem gegebenen Mineral entsprechen, auf 0 zu verringern.

Bei der Arbeit, wie auch auf dem Trainingslevel zur Senkung der Radioaktivität, können Sie wenn Sie an irgendwelchen Objekten mit einer möglichen erhöhten Radioaktivität vorbei gehen, solche Objekte zunähst von vornerein schon vorab wahrnehmen und bereits vorab aus einer Distanz die schädlichen Charakteristika der Radioaktivität verringern. Sie müssen versuchen zu sehen, welche radioaktiven Elemente sich in der Umgebung befinden könnten und ihre schädliche Wirkung mittels der Bewusstseinsentwicklung in Richtung Steuerungsarbeit mit der radioaktiven Quelle verringern. Aus der Sichtweise des kollektiven Bewusstseins, hat diese Arbeit eine wesentliche Bedeutung, so wie wenn das kollektive Bewusstsein der Menschen darauf hinarbeiten würde, dass die Radioaktivität nicht mehr befallend ist, dann wird es den Ereignissen, die mit der Nutzung von Atomwaffen verbunden sind, zuvorkommen. Und die Vorbeugung der Ereignisse, die mit der Nutzung von Atomwaffen verbunden sind, bestimmt wiederum in vielen Aspekten die Entwicklung der menschlichen Gesellschaft im Ganzen neu.

Deshalb entwickelt sich bei der Arbeit mit den Mineralen, wenn das Bewusstsein in Richtung Steuerung von irgendwelchen Objekten trainiert wird, auch gleichzeitig das kollektive Bewusstsein. Wenn man bedenkt, dass die strenge der Verbindung auf der atomaren Ebene hoch ist, so ermöglicht die Arbeit mit Informationen der Kristallsysteme, mit den Mineralen, eine schnellere Wiederherstellung Ihres Organismus. Die Arbeit mit den Mineralen kann Ihnen mehr Praxis dafür geben, um Ihren oder fremden Level, ob atomar, molekular oder zellular, wiederherzustellen. Bei der Ausrichtungsposition der ewigen Entwicklung, kann man durchaus deutlich sehen wie der Mensch im Ganzen organisiert ist, perfekt und homologisch, wie Sie organisiert sind und wie entsprechend dazu der Zustand von jedem konkreten System, jedem konkreten Element einer Substanz, jeder Mikroregion in Ihrem Organismus normalisiert werden muss.

ALVANIT – 8936412197

Chemische Formel – $\mathbf{(Zn,Ni)Al_4(VO_3)_2(OH)_{12} * 2H_2O}$

Es ist notwendig sich bei der chemischen Formel auf den ersten zwei Symbolen – „**Z**", „**n**" zu konzentrieren.

Kristallsystem – monoklin

Farbe des Minerals – helles blassblau-grün übergehend ins blassblau schwarz;

Strichfarbe – weiß

Opazität – halbdurchsichtig

Glanz – Glasglanz, Perlmutterglanz

Mohshärte – 3–3.5

Es ist notwendig die Mohshärte gedanklich auf 2 zu verringern.

Bruch – glimmerartig

Dichte (g/cm³) – 2,49

ALGODONIT – 3186412174

Mineralklasse – Arsenide

Chemische Formel – Cu_6As

Es ist notwendig sich bei der Chemischen Formel auf allen Symbolen zu konzentrieren.

Kristallsystem – rhombisch

Farbe des Minerals – von kreme weiß bis weiß-gelb, Stahlgrau, Silber-weiß, wird bei schneller Oxydierung grau;

Strichfarbe – weiß

Opazität – undurchsichtig

Glanz – metallisch

Mohshärte – 4

Es ist notwendig die Mohshärte gedanklich auf 3 zu reduzieren.

Bruch – nahezu muschelig

Dichte (g/cm³) – 8,4

Es ist notwendig die Dichte (g/cm³) gedanklich auf 7 zu verringern.

ALSTONIT – 3196172184

Morphologie – bipyramidal

Chemische Formel – **$BaCa(CO_3)_2$**

Es ist notwendig sich bei der chemischen Formel auf den ersten vier Symbolen – „**B**“, „**a**“, „**C**“, „**a**“ zu konzentrieren. Danach müssen Sie sich mit einer Zeitspanne von ca. 2 bis 3 Sekunden auf allen Symbolen der chemischen Formel konzentrieren, das heißt die Formel als ein ganzes wahrnehmen.

Das Prinzip der Wahrnehmung der chemischen Formel als Ganzes ermöglicht es gleichzeitig alle Eigenschaften der Minerale intensiver zu verstehen. Deshalb, wenn Sie sich auf die chemischen Formel konzentrieren, dann werden Sie, außer der Konzentration die Sie in Hinsicht auf Erwerb vom Wissen des ewigen Lebens durchführen, nach einer gewissen Zeit, zum Beispiel bei einem erneuten Durchlesen, gleichzeitig die gesamte Formel erfassen. Das Training welches mit der Aufgabe der ewigen Entwicklung, des ewigen Lebens verbunden ist, ist in Wirklichkeit gleichzeitig auch die direkte Steuerung aller Systeme der Realität, aus diesem Grund hat es eine größere Bedeutung, als einfaches Bewusstseinstraining, in Hinsicht auf Ausarbeitung von Bewusstseinsreaktion auf eine bestimmte Ebene der Wechselwirkung. Es hat gleichzeitig auch eine direkte steuernde Wirkung in der Realität. Deshalb, wenn Sie mit der Steuerung von Zahlenreihen durch Minerale arbeiten, können Sie gleichzeitig auf der Bewusstseinsebene alle positiven Veränderungen, die dabei im gesamten Sie umgebenden Raum stattfinden verfolgen. Auf diese Art und Weise ist es möglich Wissen über die steuernde Prognostizierung, die die Ereignisse in der Welt in Richtung der Gewährleistung des ewigen Lebens für alle verbessert, zu erwerben.

Kristallsystem – triklin

Farbe des Minerals – farblos bis schneeweiß, gräulich, blasses Cremefarben, rosa bis blass-rosa-rot;

Strichfarbe – weiß

Opazität – durchsichtig, halbdurchsichtig

Glanz – Glasglanz

Bruch – uneben

Mohshärte – 4–4,5

Die Mohshärte muss in diesem Fall auf 3 in der gedanklichen Konzentration verringert werden.

Dichte (g/cm³) – 3,6–3.711

ALTHAUSIT – 3186497198

Chemische Formel – $\mathbf{Mg_2PO_4(OH)}$

Es ist notwendig sich bei der chemischen Formel auf den ersten drei Symbolen „**M**", „**g**", den Index „$_2$" zu konzentrieren.

Kristallsystem – rhombisch

Farbe des Minerals – helles grau

Glanz – Glasglanz

Mohshärte – 3.5–4

Dichte (g/cm³) – 2,97

Es notwendig die Dichte (g/cm³) eine unendliche Zeit gedanklich festzuhalten.

AHLFELDIT – 3145167198

Morphologie – prismatisch

Chemische Formel – $NiSe^{4+}O_3 * 2H_2O$

Es ist notwendig sich gedanklich auf der Hälfte der chemischen Formel, auf den zwei Symbolen – „**O**", den Index „₃" zu konzentrieren.

Kristallsystem – monoklin

Farbe des Minerals – Apfelgrün, braun, rosa, gelb

Strichfarbe – blasses grün, weiß

Die Strichfarbe muss als weiß wahrgenommen werden.

Opazität – durchsichtig

Glanz – fettig, Diamantglanz, Glasglanz

Mohshärte – 2,5

Die Mohshärte muss durch gedankliche Konzentration in Ihrer Phantasie auf 2,1 verringert werden.

Tenazität – spröde

Dichte (g/cm³) – 3,80

Die Dichte (g/cm³) muss gedanklich auf 2 verringert werden.

ALUMINIUM-ERZ – 2143186481

Ein sehr seltenes Mineral, überwiegend in Form von mikroskopischen Aussonderungen einer massiven feinkörnigen Struktur.

Chemische Formel – **Al**

Es ist notwendig sich auf allen Symbolen der chemischen Formel zu konzentrieren.

Kristallsystem – kubisch

Farbe des Minerals – grau-weiß

Glanz – Metallglanz

Mohshärte – 1,5

Die Mohshärte muss gedanklich auf 1,2 verringert werden.

ALUMINIT – 3896412174

Chemische Formel – $Al_2SO_4(OH)_4*7H_2O$

Es ist notwendig sich auf folgenden ersten Symbolen dieser chemischen Formel – „**A**", „**l**", den Index „2", „**S**", „**O**", den Index „4" zu konzentrieren.

Kristallsystem – monoklin

Farbe des Minerals – weiß übergehend ins gelb, grau; farblos in den inneren Reflexen und in der Durchsicht;

Strichfarbe – weiß

Opazität – halbdurchsichtig, undurchsichtig

Glanz – Mattglanz

Mohshärte – 1–2

Bruch – uneben

Tenazität – spröde

Mittels Konzentration muss die Tenazität im Bewusstsein aus spröde ins hart umgewandelt werden.

Dichte (g/cm³) –1,68–1,70

Es ist notwendig die Dichte (g/cm³) auf 1 zu verringern.

ALUMINOCOPIAPIT – 8943242178

Chemische Formel – $(Al, Mg)Fe^{3+}_4(SO_4)(OH)_2*20H_2O$

Es ist notwendig sich bei der chemischen Formel auf den letzten Symbolen der chemischen Formel zu konzentrieren, auf „**H**“, den Index „**2**“ und „**O**“, sprich auf **H_2O**.

Kristallsystem – triklin

Farbe des Minerals – Zitronengelb

Glanz – Glasglanz

Mohshärte – 2–3

Es ist notwendig die Mohshärte durch Willensstärke in einer Bewusstseinshandlung auf 1 zu verringern.

Tenazität – spröde

Dichte (g/cm³) – 2,18

Die Dichte (g/cm³) muss in einer Bewusstseinshandlung auf 1,2 verringert werden.

ALUMINO-MAGNESIOHULSIT – 8196142187

Chemische Formel – **$Mg_2(Al,Mg,Sn)O_2(BO_3)$**

Es ist notwendig sich bei der chemischen Formel auf den ersten drei Symbolen – „**M**", „**g**", den Index „$_2$" zu konzentrieren.

Kristallsystem – monoklin

Farbe des Minerals – schwarz

Strichfarbe – dunkelbraun

Glanz – Diamantglanz

Mohshärte – 6

Dichte (g/cm³) – 3,84

Die Dichte (g/cm³) muss gedanklich auf 3 verringert werden.

ALUMOHYDROKALZIT – 8912162187

Chemische Formel – **$CaAl_2(CO_3)_2(OH)_4 * 3H_2O$**

Es ist notwendig sich bei der chemischen Formel auf den ersten fünf Symbolen – „**C**", „**a**", „**A**", „**l**", den Index „$_2$" zu konzentrieren.

Kristallsystem – triklin

Farbe des Minerals – weiß, hellblau, violett (selten), helles gelb, grau; farblos in den inneren Reflexen und in der Durchsicht;

Es ist notwendig sich bei der Farbe des Minerals auf der Farbe weiß zu konzentrieren.

Strichfarbe – weiß

Opazität – durchsichtig, halbdurchsichtig, durchscheinend

Glanz – Glasglanz, matt

Mohshärte – 2,5

Mohshärte muss gedanklich auf 2 verringert werden.

Tenazität – spröde

Dichte (g/cm³) – 2,231

Die Dichte (g/cm³) muss gedanklich auf 1 verringert werden.

ALUMOKLYUCHEVSKIT – 2186142197

Chemische Formel - $K_3Cu_3AlO_2(SO_4)_4$

Es ist notwendig sich bei der chemischen Formel auf dem ersten Symbol „**K**“ zu konzentrieren.

Kristallsystem – monoklin

Farbe des Minerals – dunkelgrün

Glanz – Glasglanz

Mohshärte – 2

Dichte (g/cm³) – 3,1

Es notwendig die Dichte (g/cm³) gedanklich auf 2 zu verringern.

Radioaktivität – 218.94

Es ist notwendig die Radioaktivität in einer Bewusstseinshandlung mittels Konzentration auf der Zahlenreihe, die dem entsprechenden Mineral entspricht, auf 0 zu verringern.

ALUMOTANTIT – 8194712186

Chemische Formel –$AlTaO_4$

Es ist notwendig sich bei der chemischen Formel auf „**A**“, „**I**“ zu konzentrieren.

Kristallsystem – rhombisch

Farbe des Minerals – farblos, übergehend ins weiß

Opazität – durchsichtig, halbdurchsichtig

Glanz – Diamantglanz, fettig

Mohshärte – 7,5

Es ist notwendig die Mohshärte gedanklich auf 7 zu verringern.

Dichte (g/cm³) – 7,48

ALUMOCHROMIT – 8942172168

Da Zahlenreihen zur ewigen Entwicklung verwendet werden, ist es notwendig außer dem Bildungsniveau das sie bei der Konzentration auf der gegebenen Zahlenreihe erhalten, auch noch die Steuerebene zu sehen, das heißt die Reihen, die die ewige Entwicklung gewährleisten.

Morphologie – selten kommen oktaedrische Kristalle vor, häufiger sind körnige Aggregate;

Kristallklasse – Oxide

Chemische Formel – **$(Mg, Fe)(Cr, A1, Fe)_2O_4$**

Es ist notwendig sich bei der chemischen Formel auf den ersten vier Symbolen – **$(Mg, Fe)(Cr, A1, Fe)_2O_4$** zu konzentrieren.

Kristallsystem – kubisch

Farbe des Minerals – schwarz

Strichfarbe – braun

Es ist notwendig die Strichfarbe gedanklich ins weiß zu verändern.

Opazität – undurchsichtig, schimmert in sehr dünnen Abscherungen dunkelrot;

Glanz – metallisch, fettig

Mohshärte – 5,5–6

Bruch – muschelig, uneben

Dichte (g/cm³) – 4,5–4,8

Es ist notwendig sich bei der Dichte (g/cm³) auf dem Mittelwert gleich 4,7 zu konzentrieren.

AMAKINIT – 8942916947

Chemische Formel – $\mathbf{Fe^{2+}(OH)_2}$

Es ist notwendig sich bei der chemischen Formel auf „**F**", „**e**" und dem Index „^{2}" zu konzentrieren.

Kristallsystem – trigonal

Farbe des Minerals – blasses grün übergehend ins gelb-grün; geht auf Grund von Fe(OH)3 Bildung schnell ins braun über wenn mit frischer Luft in Verbindung kommt;

Opazität – halbdurchsichtig

Mohshärte – 3.5–4

Es ist notwendig die Mohshärte gedanklich auf 2 zu verringern.

Bruch – uneben

Dichte (g/cm³) – 2,925–2,98

GOLDAMALGAM – 2986412974

Morphologie – nadelig

Chemische Formel – **Au_2Hg_3**

Es ist notwendig sich bei der chemischen Formel auf alle Symbole der gegebenen Formel zu konzentrieren.

Kristallsystem – kubisch

Farbe des Minerals – weiß, messinggelb, Kupfer-gelb

Opazität – undurchsichtig

Glanz – metallisch

Mohshärte – 3

Es ist notwendig die Mohshärte gedanklich auf 2 zu verringern.

Tenazität – geschmeidig

Dichte (g/cm^3) – 15,47

BLEIAMALGAM (Altmarkit) – 2938412987

Wurde als natürliche Verschmelzung von Blei und Quecksilber benannt.

Chemische Formel – **$HgPb_2$**

Es ist notwendig sich bei der chemischen Formel auf „**H**“ und „**g**“ zu konzentrieren.

Kristallsystem – tetragonal

Farbe des Minerals – grau-weiß

Glanz – metallisch

Mohshärte – 1,5

Es ist notwendig die Mohshärte gedanklich auf 1 zu verringern.

Dichte (g/cm³) – 18,0

AMALGAMSILBER - 3186498947

Diese Reihe kann benutzt werden indem man sie sich zum Beispiel in einem Glas Wasser vorstellt und sieht wie das Wasser durch die Information der ewigen Entwicklung, des ewigen Lebens angereichert wird. Sie kann auch über der Wasseroberfläche im Glas vorgestellt werden oder in einem beliebigen anderen Gefäß und dann kann man sehen, dass in diesem Fall nicht nur das Wasser sondern auch die gesamte Umgebung angereichert wird. Hiervon kann die Schlussfolgerung abgeleitet werden, dass sogar eine kleine Verschiebung und die äußere räumliche Umgebung im Bezug auf die Zahlenreihe eine wesentliche Bedeutung haben.

Morphologie – dodekaedrisch, oktaedrisch, kubisch

Chemische Formel – **(Ag,Hg)**

Es ist notwendig sich bei der chemischen Formel auf den ersten zwei Symbolen – **„A“**, **„g“** zu konzentrieren.

Kristallsystem – kubisch

Farbe des Minerals – silberweiß bis dunkel

Strichfarbe – silberweiß bis dunkel

Opazität – undurchsichtig

Glanz – metallisch

Bruch – muschelig, uneben

Mohshärte – 3–3,5

Dichte (g/cm³) – 13,7–14,1

Die Dichte (g/cm³) muss mittels Willensstärke, wobei die Willensstärke willkürlich sein kann, sie können versuchen auf der Intuitionsebene Ihres Bewusstseins auf der Ebene Ihrer Seele zu suchen, auf 12 verringert werden.

AMARANTIT – 8142187196

Morphologie – prismatisch, nadelig

Chemische Formel – **Fe3+2O(SO4) 2(H2O) 4*3H2O**

Es ist notwendig sich bei der chemischen Formel auf „**F**“, „**e**“ und dem Index „^{3}“ zu konzentrieren.

Kristallsystem – triklin

Farbe des Minerals – rötlich-violett, braun-rot, orange-rot;

Strichfarbe – Zitronengelb

Opazität – durchsichtig

Glanz – Glasglanz

Mohshärte – 2,5

Es ist notwendig die Mohshärte gedanklich auf 2,1 zu verringern.

Tenazität – spröde

Dichte (g/cm³) –2,198–2,286

Es ist notwendig die Dichte (g/cm³) gedanklich auf 1 zu verringern.

AMARILLIT – 8942172186

Morphologie – isometrisch, dicktatelig, prismatisch;

Chemische Formel – $Fe^{3+}{}_2O(SO_4)_2(H_2O)_4*3H_2O$

Es ist notwendig sich auf den Symbolen „**N**“ und „**a**“ der chemischen Formel zu konzentrieren.

Kristallsystem – monoklin

Farbe des Minerals – blasses gelb mit grünlicher Färbung;

Bei der Konzentration auf der Farbe müssen Sie sich vorstellen, dass Sie die Farbe in blassblaues rosa und eine Farbe mit goldenen Imprägnationen umwandeln.

Opazität – durchsichtig

Glanz – Glasglanz, Diamantglanz

Mohshärte – 2,5–3

Die Mohshärte muss mittels gedanklicher Konzentration in Ihrer Wahrnehmung auf 1 verringert werden.

Bruch – muschelig

Dichte (g/cm³) – 2,29

AMEGHINIT – 3198142186

Morphologie – länglich-tafelige, oft gebogene Kristalle;

Chemische Formel – $NaB_3O_3(OH)_4$

Es ist notwendig sich bei der chemischen Formel auf den ersten drei Symbolen - „**N**“, „**a**“, „**B**“ der Reihe zu konzentrieren.

Kristallsystem – monoklin

Farbe des Minerals – farblos

Glanz – Glasglanz

Mohshärte – 2–3

Dichte (g/cm³) –2,02–2,03

AMESIT – 8196487941

Morphologie – tafelig

Chemische Formel – $\mathbf{Mg_2Al(SiAl)O_5(OH)_4}$

Es ist notwendig sich bei der chemischen Formel auf den ersten fünf Symbolen – „**M**", „**g**", dem Index „$_2$", „**A**", „**l**" zu konzentrieren.

Kristallsystem – triklin

Farbe des Minerals – weiß, farblos, rosa übergehend ins fliederfarben, blasses grün;

Strichfarbe – weiß mit einer blass-grüner Färbung;

Opazität – durchsichtig

Glanz – Glasglanz, Perlmutterglanz

Mohshärte – 2,5–3

Tenazität – spröde

Dichte (g/cm³) -2,71

Es ist notwendig sich vorzustellen, dass sich die Dichte (g/cm³) auf 2,6 verringert hat.

AMINOFFIT – 8194918971

Morphologie – tafelartige

Chemische Formel – $Ca_3(BeOH)_2Si_3O_{10}$

Es ist notwendig sich bei der chemischen Formel auf den ersten drei Symbolen – „**C**", „**a**", „$_3$" zu konzentrieren.

Kristallsystem – tetragonal

Farbe des Minerals – helles gelb, farblos

Es ist notwendig sich auf so eine Art und Weise auf der Farbe zu konzentrieren, dass sie sich aus farblos ins goldfarben umwandelt.

Glanz – Glasglanz

Mohshärte – 5,5

Es ist notwendig die Mohshärte gedanklich bis auf 4 herabzusenken.

Bruch – muschelig

Dichte (g/cm³) – 2,94–3,0

Die Dichte (g/cm³) muss gedanklich auf 1 verringert werden.

AMICIT – 8916485491

Chemische Formel – $K_2Na_2(Si_4Al_4)O_{16} * 5H_2O$

Es ist notwendig sich bei der chemischen Formel auf den folgenden ersten Symbolen – „**K**", dem Index „$_2$", „**N**", „**a**", dem Index „$_2$" der Formel zu konzentrieren.

Kristallsystem – monoklin

Farbe des Minerals – farblos

Strichfarbe – weiß

Opazität – durchsichtig

Glanz – Glasglanz

Mohshärte – 4,5

Es ist notwendig die Mohshärte durch geistige Konzentration auf 3 zu verringern.

Bruch – muschelig

Dichte (g/cm³) – 2,06–2,23

Radioaktivität – 163,73

Es ist notwendig die Radioaktivität mittels Konzentration auf den ersten 5 Ziffern der Zahlenreihe des gegebenen Minerals durch Bewusstseinshandlung bis auf 0 herabzusenken.

AMMONIOBORIT – 8496412174

Chemische Formel – $\mathbf{(NH_4)_3B_{15}O_{20}(OH)_8 * 4H_2O}$

Es ist notwendig sich auf den folgenden Symbolen der chemischen Formel zu konzentrieren – „**N**", „**H**", dem Index „$_4$", dem Index „$_3$", „**B**", den Indexen „$_1$", „$_5$".

Kristallsystem – monoklin

Farbe des Minerals – weiß; farblos in den inneren Reflexen und in der Durchsicht;

Strichfarbe – weiß

Opazität – halbdurchsichtig

Glanz – Glasglanz

Es ist notwendig den Glasglanz in Ihrem Bewusstsein in Metallglanz und dann wieder in Glasglanz umzuwandeln.

Dichte (g/cm³) – 1.765

AMMONIOJAROSIT – 8496912178

Chemische Formel– $\mathbf{(NH_4)(Fe^{3+})_3(SO_4)_2(OH)_6}$

Es ist notwendig sich bei der chemischen Formel auf dem Symbol „**S**", dem folgenden Symbol „**O**" und folgendem Index „**4**" zu konzentrieren.

Kristallsystem – trigonal

Farbe des Minerals – helles ockergelb, helles gelb; helles gelb übergehend in fast farblos in den inneren Reflexen und in der Durchsicht;

Opazität – durchscheinend

Glanz – matt, trüb;

Es ist notwendig den Mattglanz durch Willensstärke in Wachsglanz umzuwandeln.

Mohshärte – 3,5–4,5

Dichte (g/cm³) – 3.02

Es ist notwendig die Dichte (g/cm³) auf 2 gedanklich zu verringern.

AMSTALLIT – 8496412197

Chemische Formel – $\mathbf{CaAl(Si,Al)_4O_8(OH)_4{*}(H_2O,Cl)}$

Es ist notwendig sich bei der chemischen Formel auf den ersten vier Symbolen der chemischen Formel – „**C**“, „**a**“, „**A**“, „**l**“ zu konzentrieren.

Kristallsystem – monoklin

Farbe des Minerals – farblos

Mohshärte - 3–5

Es ist notwendig die Mohshärte gedanklich auf 1 zu verringern.

Bruch – muschelig

Tenazität – spröde

Dichte (g/cm³) – 2,4

ANALZIM – 3184912186

Morphologie – tafelartige Kristalle

Mineralklasse – Silikate

Chemische Formel – **Na(Si2Al)O6*H2O**

Es ist notwendig sich bei der chemischen Formel auf den ersten zwei Symbolen „**N**“, „**a**“ zu konzentrieren.

Kristallsystem – kubisch

Farbe des Minerals – farblos, weiß, rosa, grünlich, gelblich-weiß;

Strichfarbe – weiß

Opazität – durchsichtig, halbdurchsichtig

Glanz – Glasglanz

Mohshärte – 5–5,5

Bruch – nahezu muschelig

Tenazität – spröde

Dichte (g/cm³) – 2,24–2,29

ANAPAIT – 8942164978

Morphologie - dickstenglige Kristalle

Kristallklasse – Phosphate

Chemische Formel – **$Ca_2Fe[PO_4]_2 \times 4H_2O$**

Es ist notwendig sich bei der chemischen Formel auf folgenden ersten Symbolen der chemischen Formel – „**C**", „**a**", dem Index „₂", „**F**", „**e**" zu konzentrieren.

Kristallsystem – triklin

Farbe des Minerals – grün, grünlich-weiß; manchmal farblos im hellgrün;

Strichfarbe – weiß

Opazität – durchsichtig, durchscheinend

Glanz – Glasglanz

Mohshärte – 3,5

Bruch – muschelig, uneben

Dichte (g/cm³) – 2,81

Es ist notwendig die Dichte (g/cm³) auf 2 zu verringern.

ANATAS – 8496472187

Morphologie – spitz – bipyramidal, seltener tafelartig, stäbchenförmig oder prismatisch;

Kristallklassen – Oxide

Chemische Formel – $\mathbf{TiO_2}$

Es ist notwendig sich auf der gesamten chemischen Formel zu konzentrieren, sequentiell auf allen Symbolen dieser Formel, das heißt auf „**T**", „**i**", „**O**" und dem Index „$_2$".

Kristallsystem – tetragonal

Farbe des Minerals – braun, gelblich oder rötlich braun, blau, schwarz; grünlich, blasses Flieder, grau, selten fast farblos;

Strichfarbe – weiß, übergehend ins blasses gelb;

Opazität – durchsichtig, halbdurchsichtig;

Glanz – Diamantglanz, metallisch, fettig;

Mohshärte – 5,5–6;

Bruch – nahezu muschelig

Tenazität – spröde

Dichte (g/cm³) – 3,8–3,9

ANGELELLIT - 8936412187

Chemische Formel – $\mathbf{Fe_4(AsO_4)_2O_3}$

Es ist notwendig sich auf allen Symbolen der gegebenen chemischen Formel zu konzentrieren.

Kristallsystem – triklin

Farbe des Minerals – rötlich-braun, schwarz-braun, dunkel-braun;

Strichfarbe – rötlich-braun

Opazität – halbdurchsichtig

Glanz – Diamantglanz

Mohshärte – 5,5

Bruch – muschelig

Tenazität – spröde

Dichte (g/cm³) – 4,867

ANGLESIT – 8496412197

Chemische Formel – **$PbSO_4$**

Es ist notwendig sich auf allen Symbolen der gegeben chemischen Formel zu konzentrieren.

Farbe des Minerals – farblos übergehend ins weiß, hat oft graue, gelbe, grüne oder blaue Färbungen; farblos in den inneren Reflexen und in der Durchsicht;

Es ist notwendig sich auf der grünen Farbe des gegebenen Minerals zu konzentrieren.

Strichfarbe – farblos

Opazität – durchsichtig, halbdurchsichtig, undurchsichtig;

Glanz – Diamantglanz, Glasglanz, Harzglanz;

Mohshärte – 2,5–3

Bruch – muschelig

Tenazität – spröde

Dichte (g/cm³) – 6,37–6,39

ANDERSONIT – 8936497184

Morphologie – pseudokubisch

Chemische Formel – $\mathbf{Na_2Ca(UO_2)(CO_3)_3{*}6H_2O}$

Es ist notwendig sich auf der gesamten chemischen Formel zu konzentrieren.

Kristallsystem – trigonal

Farbe des Minerals – gelb-grün, grelles grün;

Glanz – Glasglanz, fettig

Mohshärte – 2,5

Dichte (g/cm³) – 2,8

Es ist notwendig sich darauf zu konzentrieren, um die Dichte (g/cm³) auf 1 zu verringern.

Radioaktivität – 2,933,372.11

Mittels der Konzentration auf den Steinziffern, die dem gegebenen Mineral entsprechen, muss die Radioaktivität gedanklich auf 0 herabgesetzt werden.

ANDORIT – 8945916978

Sulphantimonit von Blei und Silber.

Chemische Formel – $\mathbf{PbAgSb_3S_6}$

Es ist notwendig sich auf den letzten zwei Symbolen der gegebenen chemischen Formel zu konzentrieren, sprich auf „**S**“ und dem Index „6“.

Farbe des Minerals – dunkel, Stahlgrau

Strichfarbe – schwarz, glänzend

Opazität – undurchsichtig

Glanz – metallisch

Mohshärte – 3–3,5

Bruch – muschelig

Tenazität – spröde

Dichte (g/cm³) – 5,23–5,44

ANDRÈMEYERIT - 8975412168

Chemische Formel - $BaFe^{+2}{}_2Si_2O_7$

Es ist notwendig, sich auf die ersten beiden Symbolen der chemischen Formel zu konzentrieren, das heisst auf „**B**“, „**a**“.

Kristallsystem - monoklin

Farbe des Minerals - blass, hell smaragdgrün

Mohshärte - 5.5

Dichte (g/cm³) - 4.15

Bei der Dichte ist es notwendig sich vorzustellen, dass er sich auf 3 verringert hat.

ANDREWSIT - 8496412187

Morphologie ¬- Sinteraggregate mit radial - faserigen Struktur;

Chemische Formel - $(Cu,Fe^{2+})Fe^{3+}{}_3(PO_4)_3(OH)_2$

In der chemischen Formel ist es notwendig sich auf die ersten beiden Symbole „**C**“, „**u**“ zu konzentrieren.

Kristallsystem – rhombisch

Farbe des Minerals - grün, dunkelgrün bis hin zu blaugrün;

Opazität – durchscheinend

Glanz – seidig

Mohshärte - 4

Mohshärte - es notwendig sich vorzustellen, dass sich die Mohshärte auf 3 verringert hat.

Dichte (g/cm³) - 3.475

ANILITH – 8936487419

Chemische Formel - Cu_7S_4

Es ist notwendig sich auf alle Symbole der chemischen Formel zu konzentrieren

Kristallsystem - rhombisch

Farbe des Minerals - bläulichgrau

Glanz – Metallglanz

Mohshärte – 3

Mohshärte – Sie müssen sich bildlich vorstellen, dass sie sich auf 2 verringert hat.

Dichte (g/cm³) –5,68

ANKANGIT – 8937485146

Chemische Formel – $Ba(Ti,V^{3+},Cr^{3+})_8O_{16}$

Es ist notwendig sich auf den ersten beiden Symbolen der chemischen Formel zu konzentrieren

Kristallsystem - tetragonal

Farbe des Minerals – schwarz

Strichfarbe (Farbe im Pulver) – grauschwarz

Glanz – Diamantglanz, Glasglanz

Mohshärte – 6,5

Mohshärte – Sie müssen sich bildlich vorstellen, dass sie sich auf 2 verringert hat.

Bruch – uneben

Tenazität – spröde

Dichte (g/cm³)- 4,44

Dichte (g/cm³) – stellen Sie sich vor, dass sie sich auf 2,1 verringert hat.

ANKERIT – 8942172168

Morphologie – pseudooktaedrische Kristalle, keilartige Prismen;

Mineralklasse – Carbonate

Chemische Formel - $\mathbf{CaFe^{2+}(CO_3)_2}$

Sie müssen sich auf alle Symbole der chemischen Formel konzentrieren.

Kristallsystem – trigonal

Farbe des Minerals – braun, weiß, weiß, weißgrau, weiß mit einer gelblichen oder bräunlichen Färbung, braungelb, Bräunungsfarbe;

Strichfarbe – weiß, hellgrau;

Opazität – durchscheinend, opak oder an den Rändern durchscheinend;

Glanz – Glasglanz, Perlmutterglanz;

Mohshärte – 3,5–4

Bruch – nahezu muschelig

Tenazität – spröde

Dichte (g/cm³) – 2,9 — 3,8

ANKYLIT - (Ce) – 3687412186

Morphologie – Prismenförmig, pseudooktaedrisch;

Chemische Formel – **$CeSr(CO_3)_2(OH) * H_2O$**

Sie müssen sich auf der gesamten Formel konzentrieren.

Kristallsystem – rhombisch

Farbe des Minerals – hellgelb, orangegelb, gelbbraun, grau; farblos in den Innenreflexen und im durchscheinen;

Strichfarbe – weiß

Es ist notwendig sich die Strichfarbe grünlich vorzustellen.

Opazität – opak

Glanz – Glasglanz, fettig;

Mohshärte – 4–4,5

Bruch – ebener

Tenazität – spröde

Dichte (g/cm³) – 3,95

Es ist notwendig sich vorzustellen, dass sich die Dichte (g/cm³) bis auf 3 verringert hat.

Radioaktivität – 35,701.95

Es ist notwendig mittels Konzentration auf den Zahlenreihen, die dem Mineral entsprechen, durch eine Bewusstseinshandlung die Radioaktivität auf 0 herabzusenken.

ANKYLIT (La) – 8942182197

Chemische Formel – **$LaSr(CO_3)_2(OH) * H_2O$**

In der chemischen Formel ist es notwendig sich auf den ersten vier Symbolen zu konzentrieren – „**L**“, „**a**“, „**S**“, „**r**“.

Kristallsystem – rhombisch

Glanz – Glasglanz

Mohshärte – 4–4,5

Dichte (g/cm³) – 3,88

Radioaktivität – 35,486.80

Es ist notwendig mittels Konzentration auf den Zahlenreihen, die dem Mineral entsprechen und der chemischen Formel, durch eine Bewusstseinshandlung, die Radioaktivität auf 0 herabzusenken. Dabei muss man versuchen mehr die dynamische Steuerung hinsichtlich der chemischen Formel zu verwenden.

ANNABERGIT – 8942172196

Morphologie – radial-strahlige Aggregate, körnige Massen, kryptokristalline Massen;

Ks – monoklin

Farbe des Minerals – grün, blass rosa, hellgrau mit einem Über-

gang ins hellapfelgrün, weiß;

Strichfarbe – blass grün mit einem Übergang ins weiß (blasser als die Farbe des Minerals selbst);

Opazität – durchscheinend, opak;

Glanz – matt, Glasglanz;

Mohshärte – 1,5–2,5

Mohshärte – durch die geistliche Konzentration kann sie bis auf 1,2 verringert werden.

Bruch – stufenartig

Tenazität – scharfkantig aber spröde und brüchig;

Dichte (g/cm³) – 3,07

ANNIT – 3196412198

Chemische Formel – $\mathbf{KFe^{2+}{}_3AlSi_3O_{10}(OH)_2}$

Es ist notwendig sich in der chemischen Formel auf den ersten drei Symbolen zu konzentrieren – „**K**“, „**F**“, „**e**“.

Kristallsystem – monoklin

Farbe des Minerals – schwarz

Glanz – Diamantglanz

Mohshärte – 3

Dichte (g/cm³) – 3,17

Radioaktivität – 107,24

ANORTHIT – 5986712196

Morphologie – tafelartige Kristalle

Mineralklasse – Silikate

Chemische Formel – $\mathbf{CaAl_2Si_2O_8}$

Es ist notwendig sich bei der chemischen Formel auf alle Symbole der gegebenen Formel zu konzentrieren.

Kristallsystem – triklin

Farbe des Minerals – farblos, weiß, grau, rot;

Strichfarbe – weiß

Glanz – Glasglanz

Opazität – durchsichtig, durchscheinend, opak, undurchsichtig;

Bruch – muschelig, uneben;

Dichte (g/cm³) – 2,74–2,76

ANORTHOKLAS – 5942912971

Morphologie – tafelartige Kristalle

Kristallklasse – Silikate

Chemische Formel – $\mathbf{(Na,K)AlSi_3O_8}$

Es ist notwendig sich bei der chemischen Formel auf den ersten drei Symbolen zu konzentrieren – „**N**“, „**a**“, „**K**“.

Kristallsystem – triklin

Farbe des Minerals – weiß, gelb-braun, mit bläulicher Färbung, farblos, grau-rosa;

Strichfarbe – weiß

Opazität – durchsichtig, durchscheinend, undurchsichtig;

Glanz – Glasglanz

Mohshärte – 6

Bruch – muschelig, uneben;

Tenazität – spröde

Dichte (g/cm³) – 2,56–2,60

Die Dichte (g/cm³) muss gedanklich auf zwei reduziert werden.

Radioaktivität – 52,50

Es ist notwendig die Radioaktivität des Minerals, mittels Konzentration auf der chemischen Formel und auf der Zahlenreihe, die dem gegebenen Mineral entspricht und durch die Steigerung der Konzentration auf der Ebene der Bewusstseinsentwicklung, aufzuheben, sprich auf null zu reduzieren.

ANORTHOMINASRAGRIT – 8945912991

Chemische Formel – $V^{4+}O(SO_4)(H_2O)_5$

Es ist notwendig sich bei der Chemischen Formel auf alle Symbole dieser Formel zu konzentrieren.

Kristallsystem – triklin

Farbe des Minerals – bläulich-grün

Strichfarbe – fahl-blau

Glanz – Glasglanz

Mohshärte – 1

Dichte (g/cm³) – 2,12

Die Dichte (g/cm³) muss gedanklich als gleich 1 vorgestellt werden.

HENRITERMIERIT – 8916489174

Morphologie – prismatisch, bipyramidal;

Chemische Formel – $Ca_3(Mn, Al)_2(SiO_4)_2(OH)_4$

Bei der chemischen Formel ist es notwendig sich auf den ersten drei Symbolen zu konzentrieren – „**C**", „**a**", Index „$_3$".

Kristallsystem – tetragonal

Farbe des Minerals – Gewürznelkenbraun bis Aprikosenfarben; Zitronengelb bis blass-gelb in den inneren Reflexen und in der Durchsicht;

Opazität – halbdurchsichtig, durchscheinend;

Glanz – Glasglanz

Bruch – muschelig

Dichte (g/cm³) – 3,34

Es ist notwendig sich die Dichte gedanklich (g/cm³) als gleich 2 vorzustellen.

ANSERMETIT – 8942186947

Chemische Formel – $MnV^{5+}{}_2O_6*4H_2O$

Es ist notwendig sich bei der Chemischen Formel auf den ersten drei Symbolen – „**M**", „**n**", „**V**" zu konzentrieren.

Kristallsystem - monoklin

Farbe des Minerals – Karmin-rot bis Bordeaux-rot;

Strichfarbe – orange

Opazität – durchsichtig

Glanz – Diamantglanz

Mohshärte – 3

Tenazität – spröde

Dichte (g/cm^3) – 2,5 – 2,55

Die Dichte (g/cm^3) muss gedanklich 2 gleichgesetzt werden.

ANTARCTICIT – 8316987418

Chemische Formel – $CaCl_2 * 6H_2O$

Es ist notwendig sich auf allen Symbolen der Formel zu konzentrieren.

Kristallsystem – trigonal

Farbe des Minerals – farblos

Strichfarbe – weiß

Opazität – durchsichtig

Glanz – Glasglanz

Mohshärte – 2 –3

Tenazität – spröde

Dichte (g/cm^3) – 1,715

ANTIGORIT – 8956412197

Morphologie – bildet blättrige, parallel faserige bis parallelstengelige, sphärolithische und schuppige Aggregate, oft massive dich-

te Massen;

Chemische Formel – $\mathbf{Mg_3Si_2O_5(OH)_4}$

Es ist notwendig sich auf den ersten drei Symbolen der Chemischen Formel „**M**", „**g**", Index „$_3$" zu konzentrieren.

Kristallsystem – monoklin

Farbe des Minerals – dunkelgrün, grün, grünlichblau, weiß, braun, schwarz;

Strichfarbe – grünlichweiß

Opazität – durchsichtig, durchscheinend;

Glanz – Glasglanz, matt bis Wachsglanz oder fettig;

Mohshärte – 3,5–4

Bruch – eben bis muschelig, splitterig;

Dichte (g/cm³) – 2,5–2,7

Es ist notwendig sich die Dichte (g/cm³) gleich 2 vorzustellen. Die Verringerung der Dichte (g/cm³) einer Substanz ermöglicht es eine andere Qualität der Substanz, an Stelle des gegebenen Gewichts das Gewicht mit eigenen Funktionen hinzuzufügen.

ANTLERIT – 8942912167

Morphologie – dicktatelig, isometrisch, kurzprismatisch;

Chemische Formel – $\mathbf{Cu_3(SO_4)(OH)_4}$

Es ist notwendig sich bei der Formel auf die ersten beiden Symbole „**C**", „**u**" zu konzentrieren.

Kristallsystem – rhombisch

Farbe des Minerals – smaragdgrün übergehend ins schwarzgrün, auch hellgrün;

Strichfarbe – blass grün

Glanz – Glasglanz

Mohshärte – 3,5

Tenazität – 3,5

Dichte (g/cm³) – 3,88

ANTHONYIT – 8942197981

Morphologie – prismatisch, kommt in Form von kleinen (bis zu 1 cm großen) prismatischen, oft längst verbogenen Kristallen und in Kristallkrusten vor;

Chemische Formel – $\mathbf{Cu(OH,Cl)_2 \times 3H_2O}$

Es ist notwendig sich in der chemischen Formel auf den ersten vier Symbolen – „**C**", „**u**", „**O**", „**H**" zu konzentrieren.

Kristallsystem – monoklin

Farbe des Minerals – malvenfarbig, blau, lavendelblau, lavendelfarbig;

Opazität – halbdurchsichtig, durchscheinend;

Glanz – Glasglanz, fettig;

Mohshärte – 2

Tenazität – Schneidbar (sektil)

ANTHOPHYLLIT – 8916487916

Morphologie – tafelartige Kristalle

Kristallklasse – Silikate

Es ist notwendig sich bei der chemischen Formel auf die ersten beiden Symbole – „**M**", „**g**" zu konzentrieren.

Kristallsystem – rhombisch

Farbe des Minerals – weiß, grünlich grau, grün, braun oder bräunlich grün;

Strichfarbe – weiß, übergehend ins grauweiß;

Opazität – durchsichtig, halbdurchsichtig;

Glanz – Glasglanz, Perlmutterglanz;

Mohshärte – 5,5–6

Bruch – muschelig

Dichte (g/cm³) – 2,85–3,57

ANTHOINIT – 8936412187

Chemische Formel – $\mathbf{AlWO_4(OH)_3}$

Es ist notwendig sich bei der chemischen Formel auf allen Symbolen der Chemischen Formel zu konzentrieren.

Kristallsystem – triklin

Farbe des Minerals – weiß

Opazität – halbdursichtig

Glanz – matt

Mohshärte – 1

Dichte (g/cm³) – 4,78–4,87

Es ist notwendig sich die Dichte (g/cm³) gedanklich als gleich 3 vorzustellen.

ANYUIIT - 3196498197

Chemische Formel – **$AuPb_2$**

Es ist notwendig sich auf allen Symbolen in der chemischen Formel zu konzentrieren.

Kristallsystem – tetragonal

Farbe des Minerals – grau

Strichfarbe – grau

Ganz – Metallglanz

Mohshärte – 3,5

Dichte (g/cm³) – 12,3

Es ist notwendig sich die Dichte (g/cm³) im Bereich des Geistes als gleich 9 vorzustellen. Die Vorstellung im Bereich des Geistes unterscheidet sich von der gedanklichen Vorstellung durch eine höhere Dynamik der Information. Was mit dem Vorhandensein entfalteter und dynamischer Informationskonstruktionen mit Charakteristika der Ewigkeit im Bereich der Geisteswahrnehmung zusammen hängt.

APACHIT – 3196182197

Chemische Formel – **$Cu^{2+}{}_9Si_{10}O_{29}*11H_2O$**

Es ist notwendig sich auf den ersten zwei Symbolen „**C**“, „**u**“ der gegebenen chemischen Formel zu konzentrieren.

Kristallsystem –monoklin

Farbe des Minerals – blau

Dichte (g/cm³) – 2,8

APJOHNIT – 3196412198

Morphologie – nadelförmig

c– $\mathbf{Mn^{2+}Al_2(SO_4)_4 * 22H_2O}$

Es ist notwendig sich auf den ersten beiden Symbolen – „**M**“, „**n**“ der gegebenen chemischen Formel zu konzentrieren.

Kristallsystem – monoklin

Farbe des Minerals – farblos bis weiß, rosa, blass-grün, hellgelb;

Opazität – durchsichtig, halbdurchsichtig, durchscheinend;

Glanz – Seidenglanz

Mohshärte – 1,5

Dichte (g/cm³) – 1,78

Es ist notwendig sich die Dichte (g/cm³) auf der Ebene der Seele als gleich 1 vorzustellen. Die Vorstellung auf der Ebene der Seele unterscheidet sich dadurch von der Vorstellung, die sich im Bereich der Wahrnehmung auf den Gedankenprozess bezieht, dass Sie sich zunächst einfach darauf einstellen, sich etwas auf der Ebene der Seele vorzustellen und dann versuchen diese Ebene wahrzunehmen.

APLOWIT - 5942712948

Chemische Formel – **$(Co,Mn,Ni)SO_4*4H_2O$**

Es ist notwendig sich in der chemischen Formel auf den ersten beiden Symbolen – „**C**“, „**o**“ zu konzentrieren.

Kristallsystem – monoklin

Farbe des Minerals – leuchtendes rosa

Strichfarbe – weiß

Glanz – Glasglanz

Mohshärte – 3

Es ist notwendig sich die Mohshärte im Bereich des Geistes als gleich 3 vorzustellen.

Dichte (g/cm³) – 2,33

APUANIT – 8936412978

Chemische Formel – **$Fe^{2+}Fe^{3+}{}_4Sb^{3+}{}_4O_{12}S$**

Es ist notwendig sich bei der chemischen Formel auf den ersten vier Symbolen – „**F**“, „**e**“, den Indexen „^{2}“, „$^{+}$“ zu konzentrieren.

Kristallsystem – tetragonal

Farbe des Minerals- schwarz

Opazität – undurchsichtig

Glanz – Metallglanz

Mohshärte – 4–5

Es ist notwendig sich die Mohshärte als gleich 3 vorzustellen.

Dichte (g/cm³) – 5,33

ARAMAYOIT – 5312942987

Chemische Formel – $Ag_3Sb_2(Bi,Sb)S_6$

Es ist notwendig sich auf den ersten aufeinander folgenden Symbolen – „**A**", „**g**", dem Index „3", „**S**", „**b**", dem Index „2" der chemischen Formel zu konzentrieren.

Kristallsystem – triklin

Farbe des Minerals – eisenschwarz, tiefrot (im durchscheinendem Licht);

Strichfarbe – schwarz

Opazität – undurchsichtig

Glanz – Metallglanz

Mohshärte – 2,5

Es ist notwendig sich die Mohshärte gedanklich als gleich 1 vorzustellen.

Tenazität – schneidbar (sektil)

Dichte (g/cm³) – 5,602

ARGENTOPYRIT – 8936412198

Kristallklasse – Sulfide

Chemische Formel – $AgFe_2S_3$

Es ist notwendig sich auf allen Symbolen des gegebenen Minerals zu konzentrieren.

Kristallsystem – rhombisch

Farbe des Minerals – bronzefarbig-braun, auf der Oberfläche ins grau übergehend;

Strichfarbe – grau

Glanz – Metallglanz

Mohshärte – 3,5–4

Dichte (g/cm³) – 4,25

Es ist notwendig sich die Dichte (g/cm³) als gleich 2 vorzustellen.

ARGENTOTENNANTIT – 8936482197

Chemische Formel – $\mathbf{Ag_6Cu_4(Fe,Zn)_2As_4S_{13}}$

Es ist notwendig sich auf den folgenden ersten Symbolen – „**A**", „**g**", dem Index „$_6$", „**C**", „**u**", dem Index „$_4$" der gegebenen chemischen Formel zu konzentrieren.

Kristallsystem – kubisch

Farbe des Minerals – grau

Strichfarbe – braun, rot;

Glanz – Harzglanz

Mohshärte – 3,5

ARGENTOJAROSIT – 8936482197

Chemische Formel – $\mathbf{AgFe^{3+}{}_3(SO_4)_2(OH)_6}$

Es ist notwendig sich bei der chemischen Formel auf allen Symbolen der gegebenen Formel zu konzentrieren.

Kristallsystem – trigonal

Farbe des Minerals – gelbbraun, ins braun übergehend;

Strichfarbe – gelblich

Glanz – Glasglanz

Mohshärte – 3,5–4,5

Dichte (g/cm³) – 3,66

ARGYRODIT – 8936485197

Chemische Formel – $\mathbf{Ag_8GeS_6}$

Es ist notwendig sich bei der chemischen Formel auf den ersten drei Symbolen – „**A**", „**g**", dem Index „**8**" der gegebenen Formel zu konzentrieren.

Kristallsystem – rhombisch

Farbe des Minerals – schwarz mit einer bläulichen oder violetten Färbung, im frischen Bruch – stahlgrau mit roter bis violetter Färbung;

Strichfarbe – gräulich schwarz

Opazität – undurchsichtig

Glanz – Metallglanz

Mohshärte – 2,5

Bruch – muschelig, uneben;

Dichte (g/cm³) – 6,1–6,3

ARDAIT - 8412192174

Chemische Formel – $\mathbf{Pb_{17}Sb_{15}S_{35}Cl_9}$

Die chemische Formel wird hier so verwendet, dass die Konzentration auf den folgenden, die Formel beendenden Symbolen „**C**", „**I**", dem Index „$_9$" erfolgen muss.

Kristallsystem – monoklin

Farbe des Minerals – grünlich, grau;

Opazität – undurchsichtig

Glanz – Metallglanz

Mohshärte – 2,5–3

Dichte (g/cm³) – 6,26

ARZAKIT – 5196412187

Chemische Formel – $\mathbf{Hg_3S_2(Br,Cl)_2}$

Es ist notwendig sich bei der chemischen Formel auf allen Symbolen der gegebenen Formel zu konzentrieren.

Farbe des Minerals – rötlich-braun

Glanz – Glasglanz

Mohshärte – 2–2,5

Dichte (g/cm³) – 7,64

ARKANIT – 3184912164

Morphologie – tafelartig

Chemische Formel – $\mathbf{K_2SO_4}$

In der chemischen Formel wird bei der Konzentration das erste Symbol – „**K**" der gegebenen Formel verwendet.

Kristallsystem – rhombisch

Farbe des Minerals – farblos bis weiß

Glanz – Glasglanz

Opazität – durchsichtig

Mohshärte – 2

Dichte (g/cm³) – 2,663

Radioaktivität – 639.08

ARCTIT – 8942162187

Chemische Formel – $\mathbf{Na_5Ca_7Ba(PO_4)_6F_3}$

In der chemischen Formel werden folgende erste Symbole – „**N**", „**a**", der Index „$_5$", „**C**", „**a**", der Index „$_7$" der gegebenen chemischen Formel bei der Konzentration für die ewige Entwicklung verwendet.

Kristallsystem – trigonal

Farbe des Minerals- farblos

Glanz – Glasglanz

Mohshärte – 5

Dichte (g/cm³) – 3,11 – 3,13, mittlere – 3,12;

ARCUBISIT – 8496412197

Chemische Formel – $\mathbf{Ag_6CuBiS_4}$

Es ist notwendig sich bei der chemischen Formel auf alle Symbole der gegebenen Formel zu konzentrieren.

Farbe des Minerals – grau

Opazität – undurchsichtig

Glanz – Metallglanz

ARMANGIT – 8914985961

Morphologie – kurzprismatisch

Chemische Formel – $\mathbf{Mn_{26}As^{3+}{}_{18}O_{50}(OH)_4(CO_3)}$

Es ist notwendig sich bei der chemischen Formel auf den ersten beiden Symbolen – „**M**“, „**n**“ der gegebenen Formel zu konzentrieren.

Kristallsystem – trigonal

Farbe des Minerals – schwarz übergehend ins blass-braun; gelb, übergehend ins braun in den inneren Reflexen und in der Durchsicht;

Strichfarbe – braun

Opazität – undurchsichtig, durchscheinend;

Glanz – Diamantglanz

Mohshärte – 4

Dichte (g/cm³) – 4,43

ARMENIT – 8945986971

Morphologie – prismatisch

Chemische Formel – $\mathbf{BaCa_2(Si_9Al_6)O_{30} * 2H_2O}$

Es ist notwendig sich bei der chemischen Formel auf $\mathbf{H_2O}$, das heißt auf den Endsymbolen – „**H**“, dem Index „**2**“, „**O**“ zu konzentrieren.

Kristallsystem – hexagonal

Farbe des Minerals – farblos

Strichfarbe – weiß

Opazität – durchsichtig

Glanz – Glasglanz

Mohshärte – 7–8

Dichte (g/cm³) – 2,76–2,77

ARMALCOLIT – 8945912971

Wurde erstmals im Meer der Stile auf dem Mond 1969 entdeckt.

Dadurch, dass dieses Mineral zuerst auf dem Mond entdeckt wurde, kann die Steuerung durch das Mineral so betrachtet werden, dass Sie eine beliebige Substanz auf einer beliebigen Entfernung erforschen können, wenn Sie die Arbeit mit Mineralien in Richtung der ewigen Entwicklung beherrschen.

Chemische Formel – $\mathbf{(Mg,Fe^{2+},Al)(Ti^{4+},Fe^{3+})_2O_5}$

Es ist notwendig sich bei der chemischen Formel auf „**M**“, „**g**“, „**F**“, „**e**“ zu konzentrieren.

Kristallsystem – rhombisch

Farbe des Minerals – grau

Opazität – undurchsichtig

Glanz – Metallglanz

Mohshärte – 5

Dichte (g/cm³) – 4,94

ARMSTRONGIT – 8912142196

Chemische Formel – **$CaZrSi_6O_{15} * 2.5H_2O$**

Es ist notwendig sich bei der chemischen Formel auf den ersten vier Symbolen dieser Formel – „**C**", „**a**", „**Z**", „**r**" zu konzentrieren.

Kristallsystem – monoklin

Farbe des Minerals – dunkelbraun ins hellbraun

Strichfarbe – bräunlich-weiß

Opazität – halbdurchsichtig

Glanz – Glasglanz

Mohshärte – 4,5

Tenazität - sehr spröde

Dichte (g/cm³) – 2,562–2,593

ARSENBRACKENBUSCHIT – 8942912196

Chemische Formel – **$Pb_2(Fe^{3+},Zn)(AsO_4)_2(OH,H_2O)$**

Es ist notwendig sich bei der chemischen Formel auf den letzten drei Symbolen der gegebenen Formel zu konzentrieren, sprich auf **H2O** – „**H**", dem Index „2", „**O**".

Kristallsystem – monoklin

Farbe des Minerals – honiggelb

Glanz – Diamantglanz

Mohshärte – 4,5

Dichte (g/cm³) – 6,54

ARSENDESCLOIZIT – 3142182197

Chemische Formel – **$PbZnAsO_4(OH)$**

Es ist notwendig sich bei der chemischen Formel auf den letzen beiden Symbolen – „**O**", „**H**" der gegebenen Formel zu konzentrieren.

Kristallsystem – rhombisch

Farbe des Minerals – blass-gelb übergehend in tiefes grün, graubraun;

Strichfarbe – weiß

Glanz – nah am Diamantglanz

Mohshärte – 4

Dichte (g/cm³) – 6,57

ARSENIOPLEIT – 8942172184

Chemische Formel – **$NaCaMn(Mn,Mg)_2(AsO_4)_3$**

Es ist notwendig sich bei der chemischen Formel auf den ersten sechs Symbolen – „**N**", „**a**", „**C**", „**a**", „**M**", „**n**" der gegebenen Formel zu konzentrieren.

Kristallsystem – monoklin

Farbe des Minerals – braun-rot, kirschrot, grau, gelb, dunkelgrün; orange, blass-Aprikosen-gelb oder braun-orange in inneren Reflexen und in der Durchsicht;

Strichfarbe – gelblich braun

Opazität – halbdurchsichtig, undurchsichtig;

Glanz – Mattglanz

Mohshärte – 3 – 4

Bruch – muschelig

Dichte (g/cm³) – 4,17–4,22

ARSENIOSIDERIT – 8943216970

Chemische Formel – $Ca_2Fe^{3+}{}_3O_2(AsO_4)_3 \times 3H_2O$

Es ist notwendig sich auf den ersten folgenden Symbolen der chemischen Formel zu konzentrieren „**C**“, „**a**“, dem Index „₂“, „**F**“, „**e**“, den Indexen „^{3}“, „$^+$“, „$_3$“.

Kristallsystem – monoklin

Farbe des Minerals – goldgelb übergehend ins gelb-braun, rotbraun, braun, schwarz;

Strichfarbe – ockergelb

Opazität – undurchsichtig

Glanz – seidig, halbmetallisch;

Mohshärte – 4,5

Dichte (g/cm³) – 3,58 – 3,6

ARSENOHAUCHECORNIT – 8495172184

Chemische Formel – $Ni_{18}Bi_3AsS_{16}$

In diesem Fall ist es notwendig sich auf allen Symbolen der chemischen Formel zu konzentrieren.

Kristallsystem – tetragonal

Farbe des Minerals – bronzen

Glanz – metallisch

Mohshärte – 5,5

Dichte (g/cm³) – 6,35

ARSENOGOYAZIT – 8931482981

Chemische Formel – $\mathbf{SrAl_3(AsO_4)(AsO_3OH)(OH)_6}$

Es ist notwendig sich auf den ersten vier Symbolen – „**S**", „**r**", „**A**", „**l**" der gegebenen Formel zu konzentrieren.

Kristallsystem – trigonal

Farbe des Minerals – weiß, gelblich, blass-grün, grau-grün;

Glanz – Glasglanz

Mohshärte – 4

ARSENOKLASIT – 2312894981

Chemische Formel – $\mathbf{Mn_5(AsO_4)_2(OH)_4}$

Es ist notwendig sich auf der kompletten chemischen Formel zu konzentrieren.

Kristallsystem – rhombisch

Farbe des Minerals – rot

Opazität – durchscheinend

Glanz – Diamantglanz

Mohshärte – 5–6

Dichte (g/cm³) – 4,16

ARSENOCRANDALLIT – 8935412196

Chemische Formel – **$CaAl_3(AsO_4)(AsO_3OH)(OH)_6$**

Es ist notwendig sich auf die ersten vier Symbole – „**C**", „**a**", „**A**", „**l**" der gegebenen Formel zu konzentrieren.

Kristallsystem – trigonal

Farbe des Minerals – weiß, cremefarben, gelblich weiß, blau übergehend ins hellblau-grün;

Strichfarbe – weiß

Glanz – Glasglanz

Mohshärte – 5,5

Dichte (g/cm³) – 3,25

ARSENOLAMPRIT – 4987412196

Chemische Formel – As

Es ist notwendig sich auf den beiden Symbolen – „**A**", „**s**" der Formel zu konzentrieren.

Kristallsystem – rhombisch

Farbe des Minerals – grau-weiß

Strichfarbe – schwarz

Opazität – undurchsichtig

Glanz – metallisch

Mohshärte – 2

Dichte (g/cm³) – 5,3 – 5,58, mittlere – 5,44;

ARSENOLITH – 8942142187

Arsenoxide; ***Sehr giftig;***

Zur Neutralisierung von giftigen Eigenschaften kann die Konzentration auch auf der dem Mineral entsprechenden Zahlenreihe erfolgen.

Morphologie – oktaedrisch

Chemische Formel – As_2O_3

Es ist notwendig sich bei der chemischen Formel auf allen Symbolen der gegebenen chemischen Formel zu konzentrieren.

Kristallsystem – kubisch

Farbe des Minerals – weiß, bläulich; rötlich ins gelbliche übergehend wenn es durch Realgar oder Auripigment verschmutzt ist; farblos in inneren Reflexen und in der Durchsicht;

Strichfarbe – weiß übergehend ins blasse gelbliche weiß;

Opazität – halbdurchsichtig

Glanz – Glasglanz, fettig, seidig, Diamantglanz;

Mohshärte – 1,5

Bruch – muschelig

Tenazität – spröde

Dichte (g/cm³) – 3,86–3,88

ARSENOPALLADINIT – 8936412184

Chemische Formel – **Pd_8As_3**

Es ist möglich sich auf allen Symbolen der gegebenen Formel zu konzentrieren.

Kristallsystem – triklin

Farbe des Minerals – gelblich, creme-weiß in den inneren Reflexen und in der Durchsicht;

Opazität – undurchsichtig

Glanz – metallisch

Mohshärte – 4

Dichte (g/cm³) – 10,2

ARSENOPYRIT – 8912142196

Arsenkies

Morphologie – pseudorhombische, prismatische und nadelige Kristalle, strahlige und sternenförmige radiale Verwachsungen, stengelige und körnige Aggregate;

Kristallklasse – Sulfide

Chemische Formel – **FeAsS**

Es ist notwendig sich auf allen Symbolen der gegebenen Formel zu konzentrieren.

Kristallsystem – rhombisch

Farbe des Minerals – zinnen-weiß, hellgrau, gelb mit einer bunten Anlauffarbe;

Strichfarbe – schwarz, grauschwarz;

Opazität – undurchsichtig

Glanz – metallisch

Mohshärte – 6

Bruch – uneben

Tenazität – spröde

Dichte (g/cm³) – 5,9–6,2

Zusatzinformation: gibt bei einem Schlag einen durchdringenden Knoblauchgeruch ab;

***Arsenopyrit** – ist das wichtigste Erzmineral aus dem Arsen gewonnen wird. Arsen und alle seine Verbindungen sind giftig.*

Zur Verringerung und zur Neutralisierung der Wirkung von beliebigen giftigen Substanzen, für den Organismus schädlichen Substanzen, kann die Zahlenreihe von **Arsenopyrit** verwendet werden.

ARSENPOLYBASIT – 8948312948

Morphologie – tafelartig

Chemische Formel – $(Ag,Cu)_{16}As_2S_{11}$

Im gegebenen Fall kann die komplette Chemische Formel zur Konzentration verwendet werden.

Kristallsystem – monoklin

Farbe des Minerals – schwarz

Strichfarbe – schwarz

Opazität – undurchsichtig

Glanz – metallisch

Mohshärte – 3

Bruch – muschelig

Dichte (g/cm³) – 6,03–6,33

ARSENTSUMEBIT – 1284914971

Chemische Formel – $Pb_2Cu(AsO_4)(SO_4)(OH)$

Für die Konzentration müssen die ersten fünf Symbole – „**P**", „**b**", der Index „**2**", „**C**", „**u**" der chemischen Formel verwendet werden.

Kristallsystem – monoklin

Farbe des Minerals – smaragdgrün, grasgrün, apfelgrün, blass-bläulich-grün;

Opazität – halbdurchsichtig

Glanz – Glasglanz

Mohshärte – 4–5

Bruch – uneben

Tenazität – spröde

Dichte (g/cm³) – 6,46

ARSENURANYLIT – 8942912987

Chemische Formel – $Ca(UO_2)_4(AsO_4)_2(OH)_4 * 6H_2O$

Es ist notwendig sich bei der chemischen Formel auf den ersten folgenden Symbolen – „**C**", „**a**", „**U**", „**O**", dem Index „**2**" dieser Formel zu konzentrieren.

Kristallsystem – rhombisch

Farbe des Minerals – orange-gelb

Dichte (g/cm³) – 4,25

Radioaktivität – 4,441,113.30

ARTINIT – 8912192498

Morphologie – nadelig

Chemische Formel – $\mathbf{Mg_2CO_3(OH)_2 * 3H_2O}$

Es ist notwendig sich bei der chemischen Formel auf den folgenden ersten Symbolen zu konzentrieren, und zwar auf „**M**“, „**g**“, dem Index „$_2$“, „**C**“, „**O**“, dem Index „$_3$“.

Kristallsystem – monoklin

Farbe des Minerals – weiß; farblos in den inneren Reflexen und in der Durchsicht;

Strichfarbe – weiß

Opazität – durchsichtig

Glanz – Glasglanz, Seidenglanz;

Mohshärte – 2,5

Tenazität – spröde

Dichte (g/cm³) – 2,1

ARTSMITHIT – 8942912987

Chemische Formel – $\mathbf{Hg^{+}{}_4Al(PO_4)_{1,74}(OH)_{1,78}}$

Es ist notwendig sich auf allen Symbolen der chemischen Formel zu konzentrieren.

Kristallsystem – monoklin

Farbe des Minerals – farblos

Strichfarbe – weiß, übergehend ins cremefarben;

Opazität – durchsichtig

Glanz – Diamantglanz, Glasglanz;

Bruch – uneben

Dichte (g/cm³) – 6,40

ARTHURIT – 8942912987

Morphologie – prismatische Kristalle, Kristallnadeln; üblicherweise in Form von dünnen Rinden, Bündel und Rosetten von feinen Kristallen, sphärischen, kreisförmigen Aggregaten und Sphärolithen;

Ein seltenes Mineral, Wasser-Arsenat von Eisen und Kupfer;

Chemische Formel –

$$\mathbf{CuFe^{3+}_2(AsO_4,PO_4,SO_4)_2(O,OH)_2{*}4H_2O}$$

Es ist notwendig sich auf den ersten vier Symbolen – „**C**“, „**u**“, „**F**“, „**e**“ der chemischen Formel des Kristalls zu konzentrieren.

Kristallsystem – monoklin

Farbe des Minerals – Apfelgrün, smaragdgrün, blasses olivgrün;

Opazität – durchsichtig bis halbdurchsichtig;

Glanz – Glasglanz

Mohshärte – 3–4

Tenazität – spröde

Dichte (g/cm³) – 3,02

ARFVEDSONIT – 4987412986

Morphologie – radial-strahlige Aggregate, langprismatische, feinnadelige Kristalle;

Kristallklasse – Silikate

Chemische Formel – $\mathbf{NaNa_2(Mg,Fe^{2+})_4Fe^{3+}(OH)_2[Si_4O_{11}]_2}$

Es ist notwendig sich auf den ersten vier Symbolen – „**N**“, „**a**“, „**N**“, „**a**“ der chemischen Formel des Kristalls zu konzentrieren.

Kristallsystem – monoklin

Farbe des Minerals – bläulich schwarz übergehend ins blauschwarz;

Strichfarbe – tiefes bläuliches grau, graugrün;

Opazität – halbdurchsichtig, undurchsichtig;

Glanz – Glasglanz

Mohshärte – 5–6

Bruch – uneben, staffelig, splitterig;

Tenazität – spröde

Dichte (g/cm³) – 3,3–3,5

ARHBARIT – 8948912987

Chemische Formel – $\mathbf{Cu_2MgAsO_4(OH)_3}$

Es ist notwendig sich auf der kompletten chemischen Formel, auf allen Symbolen zu konzentrieren.

Kristallsystem – monoklin

Farbe des Minerals – hellblau, blau, grünlich blau;

Dichte (g/cm³) – 3,99

ASBECASIT – 8934912187

Chemische Formel – $\mathbf{Ca_3(Ti,Sn^{4+})Be_2(AsO_3)_6(SiO_4)_2}$

Es ist notwendig sich auf den ersten beiden Symbolen – „**C**“, „**a**“ der chemischen Formel zu konzentrieren.

Kristallsystem – trigonal

Farbe des Minerals – grelles gelb, gelb, blasses gelb;

Glanz – Glasglanz

Mohshärte – 6,5–7

Dichte (g/cm³) – 3,7

ASISIT – 8934912196

Chemische Formel – $\mathbf{Pb_7SiO_8Cl_2}$

Es ist notwendig sich auf den ersten folgenden Symbolen – „**P**“, „**b**“, dem Index „$_7$“, „**S**“, „**i**“, „**O**“, dem Index „$_8$“ der chemischen Formel zu konzentrieren.

Kristallsystem – tetragonal

Farbe des Minerals – gelb übergehend ins gelb-grün;

Mohshärte – 3,5

Dichte (g/cm³) – 7,94

ASSELBORNIT – 8935498914

Chemische Formel – $Pb(UO_2)_4(BiO)_3(AsO_4)_2(OH)_7 * 4H_2O$

Es ist notwendig sich auf den folgenden Symbolen „**P**“, „**b**“, „**U**“, „**O**“, den Index „$_2$“ der chemischen Formel zu konzentrieren.

Kristallsystem – kubisch

Farbe des Minerals – braun übergehend ins Zitronengelb;

Glanz – Diamantglanz, fettig;

Mohshärte – 3

Dichte (g/cm³) – 5,60

Radioaktivität – 3,028,304.94

ASTROCYANIT-(Ce) – 8914984974

Chemische Formel – $Cu_2Ce_2(UO_2)(CO_3)_5(OH)_2*1.5H_2O$

Es ist notwendig sich auf den ersten folgenden Symbolen „**C**“, „**u**“, den Index „$_2$“, „**C**“, „**e**“, den Index „$_2$“, „**U**“, „**O**“, den Index „$_2$“ der chemischen Formel zu konzentrieren.

Kristallsystem – hexagonal

Farbe des Minerals – grelles blau

Strichfarbe – weiß, blau (bläulich);

Glanz – Glasglanz

Mohshärte – 2,5

Dichte (g/cm³) – 3,8

Radioaktivität – 1,955,206.88

ATHABASCAIT – 3194912186

Chemische Formel – Cu_5Se_4

Es ist notwendig sich auf allen Symbolen der chemischen Formel zu konzentrieren.

Kristallsystem – rhombisch

Farbe des Minerals – hellgrau, bläulich-grau;

Glanz – metallisch

Mohshärte – 2,5

Dichte (g/cm³) – 6,63

ATAKAMIT – 3184912186

Morphologie – prismatisch-säulige, längliche tafelförmige und stengelige Kristalle, radial-strahlige und blättrige Aggregate, Konkretionen, körnige und massive Massen, Geäder, dünne kristalline Inkrustationen, Beläge;

Kristallklasse – Halogenide

Chemische Formel – $Cu_2Cl(OH)_3$

Es ist notwendig sich auf allen Symbolen der chemischen Formel zu konzentrieren.

Kristallsystem – rhombisch

Farbe des Minerals – grelles grün, dunkles Smaragd-grün übergehend ins schwarz-grün; grün in den inneren Reflexen und in der Durchsicht;

Strichfarbe – apfelgrün

Opazität – durchsichtig, halbdurchsichtig;

Glanz – Diamantglanz, Glasglanz;

Mohshärte – 3–3,5

Bruch – muschelig

Tenazität – spröde

Dichte (g/cm³) – 3,8

ATELESTIT – 8942912186

Morphologie – tafelartig

Chemische Formel – $\mathbf{Bi_2O(AsO_4)(OH)}$

Es ist notwendig sich auf allen Symbolen der chemischen Formel zu konzentrieren.

Kristallsystem – monoklin

Farbe des Minerals – Schwefel-gelb übergehend ins gelblich grün oder Wachsfarben, gelbbraun; hellgelb übergehend ins farblos in den inneren Reflexen und in der Durchsicht;

Opazität – durchsichtig, halbdurchsichtig, durchscheinend;

Glanz – Diamantglanz, Harzglanz;

Mohshärte – 4,5–5

Bruch – nahezu muschelig

Dichte (g/cm³) – 6,82

Es ist notwendig sich die Dichte (g/cm³) gleich 5 vorzustellen.

ATLASOVIT - 8912942187

Chemische Formel – $Cu_6Fe^{3+}Bi^{3+}O_4(SO_4)_5*KCl$

Es ist notwendig sich bei der chemischen Formel auf den ersten beiden Symbolen – „**C**", „**u**" zu konzentrieren.

Kristallsystem – tetragonal

Farbe des Minerals – dunkelbraun

Opazität – durchsichtig

Glanz – Glasglanz

Mohshärte – 2–2,5

Dichte (g/cm³) – 4,20

Radioaktivität – 41.69

ATOKIT – 2182142178

Chemische Formel – Pd_3Sn

Es ist notwendig sich auf allen Symbolen der chemischen Formel zu konzentrieren.

Kristallsystem – kubisch

Farbe des Minerals – hell-cremefarben

Opazität – undurchsichtig

Glanz – metallisch

Mohshärte – 4,5

Dichte (g/cm³) – 14,9

ATTAKOLITH – 8936412187

Chemische Formel – $\mathbf{CaMn^{2+}Al_4(HSiO_4)(PO_4)_3(OH)_4}$

Es ist notwendig sich bei der chemischen Formel auf den ersten vier Symbolen – „**C**“, „**a**“, „**M**“, „**n**“ der gegebenen Formel zu konzentrieren.

Kristallsystem – monoklin

Farbe des Minerals – blass-rot

Glanz – Glasglanz, fettig;

Dichte (g/cm³) – 3,09–3,23

AUGELIT – 8936412187

Chemische Formel – $\mathbf{Al_2PO_4(OH)_3}$

Es ist notwendig sich bei der chemischen Formel auf den ersten beiden Symbolen – „**A**“, „**l**“ der gegebenen Formel zu konzentrieren.

Kristallsystem – monoklin

Farbe des Minerals – weiß, farblos, gelb, grünlich, blau oder rosa; farblos in den inneren Reflexen und in der Durchsicht;

Strichfarbe – weiß

Opazität – durchsichtig

Glanz – Glasglanz, Perlmutterglanz;

Mohshärte – 4,5–5

Bruch – uneben

Tenazität – spröde

Dichte (g/cm³) – 2,696

Es ist notwendig sich gedanklich die Dichte (g/cm³) als gleich 2 vorzustellen.

AURICUPRID – 8942172186

Chemische Formel – **Cu_3Au**

Es ist notwendig sich bei der chemischen Formel auf den beiden letzten Symbolen der Formel – „**A**“, „**u**“ zu konzentrieren.

Kristallsystem – rhombisch

Farbe des Minerals – gelblich-rosa

Strichfarbe – gelb

Opazität – undurchsichtig

Glanz – metallisch

Mohshärte – 2–3

Bruch – hakig

Dichte (g/cm³) – 11,5

AURIPIGMENT – 3142182186

Kristallklasse – Sulfide

Chemische Formel – **As_2S_3**

Es ist notwendig sich bei der chemischen Formel auf allen Symbolen der gegebenen Formel zu konzentrieren.

Kristallsystem – monoklin

Farbe des Minerals – Zitronengelb, häufig mit bräunlicher, rötli-

cher Färbung; die Farbe verändert sich abhängig von der kristallografischen Richtung;

Strichfarbe – helles gelb, gelb;

Opazität – durchscheinend

Glanz – Glasglanz, fettig, Perlmutterglanz, Diamantglanz;

Mohshärte – 1,5–2

Dichte (g/cm³) – 3,4–3,5

AUROSTIBIT – 5896412197

Chemische Formel – **$AuSb_2$**

Es ist notwendig sich bei der chemischen Formel auf alle Symbole der gegebenen Formel zu konzentrieren.

Kristallsystem – kubisch

Farbe des Minerals – grau, Silber-weiß, manchmal mit bunter Anlauffarbe;

Opazität – undurchsichtig

Glanz – metallisch

Mohshärte – 3–4

Tenazität – spröde

Dichte (g/cm³) – 9,98

AUSTINIT – 3186142189

Chemische Formel – **$CaZnAsO_4(OH)$**

Es ist notwendig sich bei der chemischen Formel auf den ersten sechs Symbolen der gegebenen Formel – „**C**“, „**a**“, „**Z**“, „**n**“, „**A**“, „**s**“ zu konzentrieren.

Kristallsystem – rhombisch

Farbe des Minerals – farblos übergehend ins blasses gelb-weiß oder grelles grün; farblos in den inneren Reflexen oder in der Durchsicht;

Strichfarbe – weiß

Opazität – durchsichtig, halbdurchsichtig;

Glanz – nah am Diamantglanz, Seidenglanz;

Mohshärte – 4–4,5

Tenazität – spröde

Dichte (g/cm³) – 4,13

AFWILLIT – 3196412187

Morphologie – prismatisch

Chemische Formel – $Ca_3(SiO_3)_2(OH)_2 \times 2H_2O$

Es ist notwendig sich auf den ersten beiden Elementen – „**C**“, „**a**“ der chemischen Formel zu konzentrieren.

Kristallsystem – monoklin

Farbe des Minerals – farblos oder weiß;

Strichfarbe – weiß

Opazität – durchsichtig

Glanz – Glasglanz

Mohshärte – 3–4

Bruch – muschelig

Tenazität – spröde

Dichte (g/cm³) – 2,63

Elektrische Eigenschaften des Kristalls – Piezoelektrikum;

AFGHANIT – 3142182197

Chemische Formel – $\mathbf{Na_{22}Ca_{10}(Si_{24}Al_{24})O_{96}(SO_4)_6Cl_6}$

Es ist notwendig sich auf den folgenden ersten Symbolen – „**N**“, „**a**“, den Indexzahlen „2“, „2“, „**C**“, „**a**“, den Indexzahlen „1“, „0“. der chemischen Formel zu konzentrieren

Kristallsystem – hexagonal

Farbe des Minerals – bläulich grün, seltener helles blassblau, manchmal (üblicherweise im Schliff) farblos, hellblau, dunkelblau;

Strichfarbe – weiß

Glanz – Glasglanz, fettig;

Mohshärte – 5,5–6

Dichte (g/cm³) – 2,55–2,65

Radioaktivität – 32,54

APHTITALIT – 5196172184

Morphologie – tafelartig

Chemische Formel – $\mathbf{K_3Na(SO_4)_2}$

Es ist notwendig sich auf alle Elemente der chemischen Formel zu konzentrieren.

Kristallsystem – trigonal

Farbe des Minerals – farblos (selten), weiß, grau, blassblau, grünlich, rötlich; farblos in den inneren Reflexen und bei der Durchsicht;

Opazität – durchsichtig, halbdurchsichtig, undurchsichtig;

Glanz – Glasglanz, Harzglanz;

Mohshärte – 3

Bruch – uneben, muschelig;

Tenazität – spröde

Dichte (g/cm³) – 2,656–2,71

Radioaktivität – 390.88

AHEYLIT – 8936412198

Chemische Formel – $\mathbf{Fe^{2+}Al_6(PO_4)_4(OH)_8{*}4H_2O}$

Es ist notwendig sich auf den ersten beiden Symbolen – „**F**“, „**e**“ der chemischen Formel zu konzentrieren.

Kristallsystem – triklin

Farbe des Minerals – blasses blau, blasses grün;

Strichfarbe – grünlich-weiß

Opazität – durchsichtig

Glanz – nahezu Glasglanz

Mohshärte – 5–5,5

Bruch – uneben

Tenazität – spröde

Dichte (g/cm³) – 3,22

AJOIT – 3196412198

Die Kristallstruktur beinhaltet isolierte Tetraeder-Raster;

Chemische Formel – $(K,Na)_3Cu_{20}Al_3Si_{29}O_{76}(OH)_{16}*8H_2O$

Es ist notwendig sich auf den ersten drei Symbolen der chemischen Formel – „**K**“, „**N**“, „**a**“ zu konzentrieren.

Kristallsystem – triklin

Farbe des Minerals – blassblau-grün

Strichfarbe – grünlich weiß

Opazität – halbdurchsichtig

Dichte (g/cm³) – 2,96

Radioaktivität – 31,60

AKHTENSKIT - 5194912187

Chemische Formel – MnO_2

Es ist notwendig sich auf allen Symbolen der chemischen Formel zu konzentrieren.

Kristallsystem – hexagonal

Farbe des Minerals – hellgrau bis schwarz;

Strichfarbe – schwarz

Opazität – undurchsichtig

Dichte (g/cm³) – 4,58

ACETAMID - 8936412187

Chemische Formel – CH_3CONH_2

Es ist notwendig sich auf allen Symbolen der chemischen Formel zu konzentrieren.

Kristallsystem – trigonal

Farbe des Minerals – farblos, grau;

Strichfarbe – weiß

Glanz – Glasglanz, fettig;

Mohshärte – 1–1,5

Bruch – muschelig

Dichte (g/cm³) – 1,17

ASHCROFTIN-(Y) – 8912412184

Chemische Formel – $K_5Na_5Y_{12}Si_{28}O_{70}(OH)_2(CO_3)_8*8H_2O$

Es ist notwendig sich bei der chemischen Formel auf den ersten beiden Symbolen – „**K**“ und dem Index „**5**“ zu konzentrieren.

Kristallsystem – tetragonal

Farbe des Minerals – rosa

Mohshärte – 5

Dichte (g/cm³) – 2,61

Radioaktivität – 71,98

ASHOVERIT – 2172842998

Chemische Formel – $Zn(OH)_2$

Zur Konzentration wird die komplette chemische Formel verwendet.

Kristallsystem – tetragonal

Farbe des Minerals – farblos, milchfarbig;

Strichfarbe – weiß

Opazität – halbdurchsichtig

Glanz – Glasglanz, Mattglanz;

Dichte (g/cm³) – 3,3

B

BABEFPHIT – 8912483197

Chemische Formel – **$BaBe(PO_4)(F,O)$**

In der chemischen Formel werden die ersten vier Symbole – „**B**“, „**a**“, „**B**“, „**e**“ zur Konzentration verwendet.

Kristallsystem – tetragonal

Farbe des Minerals – weiß

Glanz – Glasglanz

Mohshärte – 3,5

Dichte (g/cm³) – 4,31

BABINGTONIT – 3196412187

Kristallsystem – triklin

Chemische Formel – **$Ca_2Fe^{2+}Fe^{3+}{}_5O_{14}(OH)$**

In der chemischen Formel werden folgende Symbole verwendet – „**C**“, „**a**“, der Index „₂“, „**F**“, „**e**“, die Indexe „^{2}“, „$^{+}$“, „**F**“, „**e**“, der Index „^{3}“.

Farbe des Minerals – dunkel, grünlich schwarz;

Strichfarbe – braun

Opazität – durchsichtig, undurchsichtig;

Glanz – Glasglanz

Mohshärte – 5,5–6

Bruch – uneben

Tenazität – spröde

Dichte (g/cm³) – 3,34–3,37

BABKINIT – 8942198931

Chemische Formel – $Pb_2Bi_2(S,Se)_3$

In der chemischen Formel werden alle Symbole zur Konzentration verwendet.

Kristallsystem – trigonal

Farbe des Minerals – Silber-grau

Strichfarbe – grau

Opazität – undurchsichtig

Glanz – metallisch

Mohshärte – 2

Dichte (g/cm³) – 8,09

BAVENIT – 3184912641

Kristallklasse – Silikate

Chemische Formel – $Ca_4Be_2Al_2Si_9O_{26}(OH)_2$

Farbe des Minerals – weiß, manchmal blasses grün, blasses lila, blasses rosa;

Strichfarbe – weiß

Opazität – durchsichtig, durchscheinend;

Glanz – Glasglanz, Perlmutterglanz, Seidenglanz;

Mohshärte – 5–6

Tenazität – spröde

Dichte (g/cm³) – 2,71–2,77

BAGHDADIT – 4987412189

Chemische Formel – $Ca_3ZrO_2(Si_2O_7)$

Es werden die ersten drei Symbole – „**C**“, „**a**“, der Index „**3**“ der chemischen Formel zur Konzentration verwendet.

Kristallsystem – monoklin

Farbe des Minerals – farblos

Strichfarbe – weiß

Opazität – durchsichtig

Glanz – Glasglanz

Mohshärte – 6

Dichte (g/cm³) – 3,48

BADDELEYIT – 5497412981

Chemische Formel – ZrO_2

Bei der chemischen Formel werden alle Symbole zur Konzentration verwendet.

Kristallsystem – monoklin

Farbe des Minerals – farblos bis gelb, grün, grünlich-rötliches braun, braun, eisernes schwarz;

Strichfarbe (Farbe im Pulver) – weiß, bräunliches weiß;

Opazität – durchsichtig

Glanz – fettig, halbmetallisch, Glasglanz;

Mohshärte – 6,5

Bruch – uneben, muschelig;

Tenazität – spröde

Dichte (g/cm^3) *– 5,40–6,02*

Zusatzinformation – leuchtet blassblau-grün bei Bestrahlung mit Katodenstrahlen (Katodolumineszenz);

BUDDINGTONIT – 3194912198

Morphologie – prismatisch

Chemische Formel – $(NH_4)AlSi_3O_8*0,5H_2O$

Es werden folgende Symbole der chemischen Formel zur Konzentration verwendet – „**N**“, „**H**“, der Index „$_4$“.

Kristallsystem – monoklin

Farbe des Minerals – farblos

Opazität – durchsichtig, durchscheinend;

Glanz – Glasglanz

Mohshärte – 5,5

Bruch – uneben

Dichte (g/cm³) – 2,32

BAZHENOVIT – 3485312316

Chemische Formel – $\mathbf{Ca_8S_5(S_2O_3)(OH)_{12}*20H_2O}$

In der chemischen Formel werden die ersten vier Symbole – „**C**", „**a**", der Index „**8**", „**S**" zur Konzentration verwendet.

Kristallsystem – monoklin

Farbe des Minerals – orange übergehend ins gelb;

Strichfarbe – hellgelb

Opazität – durchsichtig, halbdurchsichtig;

Glanz – Glasglanz, Perlmutterglanz;

Mohshärte – 2

Bruch – uneben

Tenazität – spröde

Dichte (g/cm³) – 1,83

BASALUMINIT – 3194812187

Morphologie – dichte, mikrokristalline Aggregate;

Chemische Formel – $\mathbf{Al_4(SO_4)(OH)_{10}*5H_2O}$

Bei der chemischen Formel werden die drei ersten Symbole – „**A**",

„**I**“, der Index „**4**“ zur Konzentration verwendet.

Kristallsystem – hexagonal

Farbe des Minerals – weiß

Dichte (g/cm³) – 2,12

BAHIANIT – 8942183197

Chemische Formel – $Al_5Sb^{5+}{}_3O_{14}(OH)_2$

Bei der chemischen Formel werden die drei ersten Symbole – „**A**“, „**l**“, der Index „**5**“ zur Konzentration verwendet.

Kristallsystem – monoklin

Farbe des Minerals – Bräunungsfarben, Cremefarben, orange-braun, braun; farblos, blasses violett; gelb in den inneren Reflexen und in der Durchsicht;

Opazität – durchsichtig, halbdurchsichtig;

Glanz – Diamantglanz

Mohshärte – 9

Bruch – uneben

Dichte (g/cm³) – 4,78–5,46

BAYERIT – 8915483167

Chemische Formel – $Al(OH)_3$

Es wird die komplette chemische Formel zur Konzentration verwendet.

Kristallsystem – monoklin

Farbe des Minerals – weiß

Opazität – durchsichtig, halbdurchsichtig;

Dichte (g/cm³) – 2,53

BAILEYCHLOR – 5495812196

Chemische Formel – $Zn_6Si_4O_{10}(OH)_8$

Es werden die ersten beiden Symbole der chemischen Formel – „Z“ und „n“ zur Konzentration verwendet.

Kristallsystem – triklin

Farbe des Minerals – grün, blassblau-grün, gelblich grün;

Strichfarbe – hellgrün

Opazität – durchsichtig

Glanz – Perlmutterglanz

Mohshärte – 2,5–3

Dichte (g/cm³) – 3,18

BAKERIT – 8934912187

Chemische Formel – $Ca_4B_5Si_3O_{15}(OH)_5$

Es werden alle Symbole der chemischen Formel zur Konzentration verwendet.

Kristallsystem – monoklin

Farbe des Minerals – farblos, weiß;

Opazität – halbdurchsichtig

Glanz – Glasglanz, matt;

Mohshärte – 4,5

Dichte (g/cm³) – 2,88

BAKSANIT – 3196482198

Chemische Formel – $\mathbf{Bi_6Te_2S_3}$

Es werden alle Symbole der chemischen Formel zur Konzentration verwendet.

Kristallsystem – trigonal

Farbe des Minerals – grelles stahl-grau

Strichfarbe – schwarz

Opazität – undurchsichtig

Glanz – metallisch

Mohshärte – 1,5–2

Dichte (g/cm³) – 8

BALANGEROIT – 3184912184

Chemische Formel – $\mathbf{Mg_{21}Si_8O_{27}(OH)_{20}}$

Es werden die ersten beiden Symbole der chemischen Formel – „**M**", „**g**" zur Konzentration verwendet.

Kristallsystem – monoklin

Farbe des Minerals – braun

Opazität – durchscheinend, undurchsichtig;

Glanz – Glasglanz, fettig;

Bruch – faserig

Tenazität – spröde

Dichte (g/cm³) – 2,96–3,1

BALIPHOLIT – 3184154891

Chemische Formel – $\mathbf{LiBaMg_2Al_3(Si_2O_6)_2(OH)_8}$

Es wird die komplette Formel zur Konzentration verwendet.

Kristallsystem – rhombisch

Farbe des Minerals – blasses gelbliches weiß;

Glanz – Seidenglanz

Mohshärte – 5–5,5

Dichte (g/cm³) – 3,33–3,35

BALKANIT – 3184912987

Chemische Formel – $\mathbf{Ag_5Cu_9HgS_8}$

Es werden die ersten beiden Symbole der chemischen Formel – „**A**“, „**g**“ zur Konzentration verwendet.

Kristallsystem – rhombisch

Farbe des Minerals – grau

Glanz – metallisch

Mohshärte – 2,5

Dichte (g/cm³) – 6,318

BALYAKINIT – 3198412186

Chemische Formel – $\mathbf{CuTeO_3}$

Es wird die gesamte Chemische Formel zur Konzentration verwendet.

Kristallsystem – rhombisch

Farbe des Minerals – grau-grün, blassblau-grün;

Mohshärte – 3,5

Dichte (g/cm³) – 5,64

BAMFORDIT – 3184912187

Chemische Formel – $\mathbf{Fe^{3+}Mo_2O_6(OH)_3 * H_2O}$

Es werden die ersten zwei Symbole der chemischen Formel – „**F**", „**e**" zur Konzentration verwendet.

Kristallsystem – triklin

Farbe des Minerals – apfelgrün

Strichfarbe – grünlich, gelb;

Glanz – Glasglanz, matt;

Mohshärte – 2–3

Dichte (g/cm³) – 3,62

BANALSIT – 3894212187

Chemische Formel – $\mathbf{Na_2BaAl_4Si_4O_{16}}$

Es werden die drei letzten Symbole der chemischen Formel zur Konzentration verwendet – „**O**", die Indexe „$_1$", „$_6$".

Kristallsystem – rhombisch

Farbe des Minerals – weiß

Strichfarbe – weiß

Mohshärte – 6

Dichte (g/cm³) – 3,065

BANDYLIT – 3842912897

Chemische Formel – $Cu[B(OH)_4]Cl$

Es wird die komplette chemische Formel zur Konzentration verwendet.

Kristallsystem – tetragonal

Farbe des Minerals – tiefes Blau mit grünlicher Färbung; Aschblau übergehend ins Azurblau, grünlich mit Atakamit in Inklusionen; blau in inneren Reflexen und in der Durchsicht;

Strichfarbe – blasses blau

Opazität – durchsichtig

Glanz – Glasglanz, Perlmutterglanz;

Mohshärte – 2,5

Tenazität – elastisch

Dichte (g/cm³) – 2,81

BANNERMANIT – 3185142187

Chemische Formel – $(Na,K)_{0,7}V^{4+}{}_{0,7}V^{5+}{}_{5,3}O_{15}$

Es werden die ersten zwei Symbole der chemischen Formel – „**N**", „**a**" zur Konzentration verwendet.

Kristallsystem – monoklin

Farbe des Minerals – schwarz, hellbraun

Strichfarbe – dunkel, grauschwarz

Opazität – undurchsichtig

Glanz – halbmetallisch

Tenazität – spröde

Dichte (g/cm³) – 3,5

Radioaktivität – 18.88

BANNISTERIT – 5396412987

Chemische Formel -
$(Ca,K,Na)(Mn^{2+},Fe^{2+})_{10}(Si,Al)_{16}O_{38}(OH)_8*nH_2O$

Es werden die folgenden ersten Symbole der chemischen Formel zur Konzentration verwendet – „**C**“, „**a**“, „**K**“.

Kristallsystem – monoklin

Farbe des Minerals – dunkelbraun

Mohshärte – 4

Dichte (g/cm³) – 2,83–2,84

Radioaktivität – 11.93

BAOTIT – 3184912184

Morphologie – kurzprismatisch

Chemische Formel – **$Ba_4(Ti,Nb,W)_8O_{16}(SiO_3)_4Cl$**

Es werden die ersten zwei Symbole der chemischen Formel – „**B**“, „**a**“ zur Konzentration verwendet.

Kristallsystem – tetragonal

Strichfarbe – hellbraun, bräunlich schwarz;

Opazität – durchscheinend

Glanz – Glasglanz

Mohshärte – 6

Dichte (g/cm³) – 4,42–4,71

BARARIT – 3645412987

Chemische Formel $(NH_4)_2SiF_6$

Es wird die gesamte chemische Formel, alle Symbole der chemischen Formel zur Konzentration verwendet.

Kristallsystem – trigonal

Farbe des Minerals – weiß; farblos in den inneren Reflexen;

Opazität –durchsichtig

Glanz – Glasglanz

Mohshärte – 2,5

Dichte (g/cm³) – 2,152

BARATOVIT – 3896412987

Chemische Formel – $KLi_3Ca_7Ti_2(SiO_3)_{12}F_2$

Es werden alle Symbole der chemischen Formel zur Konzentration verwendet.

Kristallsystem – monoklin

Farbe des Minerals – weiß

Glanz – Perlmutterglanz

Mohshärte – 3,5

Dichte (g/cm³) – 2,92

Radioaktivität – 39,51

BARBERIIT – 3196412198

Chemische Formel – NH_4BF_4

Es werden alle Symbole der chemischen Formel zur Konzentration verwendet.

Kristallsystem – rhombisch (orthorhombisch)

Farbe des Minerals – farblos

Strichfarbe – weiß

Opazität – durchsichtig, halbdurchsichtig;

Glanz – Glasglanz

Mohshärte – 1

Dichte (g/cm³) – 1,89

BARBERTONIT – 3165412167

Chemische Formel – $Mg_6Cr_2(CO_3)(OH)_{16} * 4H_2O$

Es werden die ersten zwei Symbole der chemischen Formel – „**M**", „**g**" zur Konzentration verwendet.

Kristallsystem – hexagonal

Farbe des Minerals – intensives violett übergehend ins rosa; violett übergehend ins hell rosa in den inneren Reflexen und in der

Durchsicht;

Strichfarbe – sehr blasses violett übergehend ins weiß;

Opazität – durchsichtig

Glanz – Wachsglanz, Perlmutterglanz;

Mohshärte – 1,5–2

Tenazität – elastisch

Dichte (g/cm³) – 2,05–2,15

BARBOSALIT – 5984212987

Chemische Formel – $(Fe^{2+})(Fe^{3+})_2(PO_4)_2(OH)_2$

Es werden die ersten drei Symbole der chemischen Formel – „**F**", „**e**", der Index „₂" zur Konzentration verwendet.

Kristallsystem – monoklin

Farbe des Minerals – dunkles blau-grün, grün, blau-grün, grünliches blau, grünliches schwarz, schwarz;

Opazität – durchsichtig, halbdurchsichtig, undurchsichtig;

Glanz – Glasglanz, matt;

Mohshärte – 5,5–6

Dichte (g/cm³) – 3,6

BARENTSIT – 3196412987

Chemische Formel – $Na_7Al(CO_3)_2(HCO_3)_2F_4$

Es werden die Symbole – „**N**", „**a**" sprich die ersten Elemente, zur Konzentration verwendet.

Kristallsystem – triklin

Farbe des Minerals – farblos

Opazität – durchsichtig

Glanz – Glasglanz, Perlmutterglanz, matt;

Mohshärte – 3

Tenazität – spröde

Dichte (g/cm³) -2,56

BARIANDIT – 8945948921

Chemische Formel – $\mathbf{Al_{0.6}(V^{5+},V^{4+})_8O_{20} * 9H_2O}$

Es werden die ersten zwei Symbole der chemischen Formel – „**A**", „**l**" zur Konzentration verwendet.

Kristallsystem –monoklin

Farbe des Minerals – schwarz übergehend ins dunkelblau;

Opazität – undurchsichtig

Dichte (g/cm³) – 2,7

BARYLITH – 3194912198

Morphologie – tafelartg, nadelig, prismatisch;

Chemische Formel – $\mathbf{BaBe_2Si_2O_7}$

Es werden die zwei ersten Symbole der chemischen Formel – „**B**", „**a**" zur Konzentration verwendet.

Kristallsystem – rhombisch

Farbe des Minerals – farblos, weiß, hell rosa, helles blassblau;

Strichfarbe (Farbe im Pulver) – weiß

Opazität – durchsichtig, durchscheinend;

Glanz – Glasglanz

Mohshärte – 7

Dichte (g/cm³) – 3,96–4,066

BARIOMIKROLITH - 3612142198

Chemische Formel – $\mathbf{Ba(Ta,Nb)_2(O, OH)_7}$

Es werden die ersten zwei Symbole der chemischen Formel – „**B**“, „**a**“ zur Konzentration verwendet.

Kristallsystem – kubisch

Farbe des Minerals – gelblich, übergehend ins orange;

Opazität – undurchsichtig

Glanz – Harzglanz, matt;

Mohshärte – 4,5–5

Bruch – uneben

Tenazität – spröde

Dichte (g/cm³) – 5,68–5,8

BARIO-ORTHOJOAQUINIT - 3498412187

Chemische Formel – $\mathbf{(Ba, Sr)_4Fe^{2+}{}_2Ti_2O_2(SiO_3)_8{*}H_2O}$

Es werden zwei Symbole der chemischen Formel zur Konzentration verwendet – „**B**“, „**a**“

Kristallsystem – kubisch

Farbe des Minerals – gelblich-grau, helles Oliv-grau, übergehend ins sehr blasses orange; weiß, farblos;

Strichfarbe – weiß

Opazität – halbdurchsichtig, undurchsichtig;

Glanz – Glasglanz, Harzglanz;

Mohshärte – 4,5–5

Bruch – muschelig

Tenazität – spröde

Dichte (g/cm³) – 3,85–4,15

BARIOPYROCHLOR - 4984812981

Chemische Formel – $Ba_2Nb_2O_7$

Es werden die ersten zwei Symbole der chemischen Formel – „**B**“, „**a**“ zur Konzentration verwendet.

Kristallsystem – kubisch

Farbe des Minerals – gelblich grau, helles Oliv-grau übergehend in ein sehr helles blasses orange; weiß, farblos;

Strichfarbe – weiß

Opazität – durchsichtig, halbdurchsichtig;

Glanz – Glasglanz, Harzglanz;

Mohshärte – 4,5–5

Bruch – muschelig

Tenazität – spröde

Dichte (g/cm³) – 3,85–4,15

BARIUMPHARMOCOSIDERIT - 3194812196

Chemische Formel – $BaFe_8(AsO_4)_6(OH)_8*14H_2O$

Es werden die ersten vier Symbole der chemischen Formel – „**B**", „**a**", „**F**", „**e**" zur Konzentration verwendet.

Kristallsystem – tetragonal

Farbe des Minerals – braun, gelb, rötlich-braun, grün, blassblau;

Opazität – durchsichtig, halbdurchsichtig;

Glanz – Glasglanz

Mohshärte – 2,5

Bruch – muschelig

Dichte (g/cm³) – 3,05

BARYSILIT - 3194812187

Chemische Formel – $Pb_8Mn(Si_2O_7)_3$

Es werden die ersten fünf Symbole der chemischen Formel – „**P**", „**b**", der Index „**8**", „**M**", „**n**" zur Konzentration verwendet.

Kristallsystem – trigonal

Farbe des Minerals – weiß

Mohshärte – 3

Dichte (g/cm³) – 6,11–6,72

BARYTOCALCIT - 3964912187

Morphologie – kurz,- und langprismatisch, isometrisch;

Chemische Formel –$BaCa(CO_3)_2$

Es wird die komplette chemische Formel zur Konzentration verwendet.

Kristallsystem – monoklin

Farbe des Minerals – farblos bis weiß, gräulich, grünlich oder gelblich;

Strichfarbe – weiß

Glanz – Glasglanz

Mohshärte – 4

Bruch – spröde

Tenazität – spröde

Dichte (g/cm³) – 3,66-3,71

BARYTOLAMPROPHYLLIT - 9842912186

Kristallklasse – Silikate

Kristallsystem – monoklin

Chemische Formel – $Na_3(BaK)Ti_3(Si_2O_7)_2O_2(OH)_2$

Farbe des Minerals – dunkelbraun

Strichfarbe – gelblich-weiß

Glanz – Glasglanz

Mohshärte – 2 – 3

Tenazität – spröde

Dichte (g/cm³) – 3,62–3,66

BARNESIT - 8942162948

Chemische Formel – **$(Na,Ca)V_6O_{16} * 3H_2O$**

Es werden die ersten vier Symbole der chemischen Formel – „**N**", „**a**", „**C**", „**a**" zur Konzentration verwendet.

Kristallsystem – monoklin

Farbe des Minerals – glänzendes dunkelrot; bräunliches rot;

Opazität – halbdurchsichtig

Glanz – Diamantglanz

Mohshärte – 3

Tenazität – brüchig

Dichte (g/cm³) – 3,09–3,15

BARRERIT - 3184912186

Chemische Formel – **$Na_8(Si_{28}Al_8)O_{72} * 26H_2O$**

Es werden die ersten zwei Symbole und die letzten drei Symbole der chemischen Formel zur Konzentration verwendet. Das heißt, die Konzentration erfolgt auf folgenden Symbolen – „**N**", „**a**", dann auf „**H**", dem Index „**2**", sowie „**O**".

Kristallsystem – rhombisch

Farbe des Minerals – weiß, rosa;

Strichfarbe – weiß

Opazität – durchsichtig, halbdurchsichtig;

Glanz – Glasglanz

Mohshärte – 3–4

Dichte (g/cm³) – 2,3

Radioaktivität – 22,57

BARRINGERIT - 8914987941

Chemische Formel – **Fe_2P**

Es wird die komplette Formel zur Konzentration verwendet.

Kristallsystem – hexagonal

Farbe des Minerals – weiß

Opazität – undurchsichtig

Glanz – Glasglanz

Mohshärte – 3 – 4

Dichte (g/cm³) – 2,3

Radioaktivität – 22,57

BARROISIT - 3196487981

Morphologie – prismatisch

Chemische Formel – **$NaCa[Mg_3(Al,Fe^{3+})_2](Si_7Al)O_{22}(OH)_2$**

Es werden die ersten vier Symbole der chemischen Formel –„**N**", „**a**", „**C**", „**a**" zur Konzentration verwendet. Es ist notwendig sich auf die Symbole die sich in der Formel selbst befinden zu konzentrieren, das ist das allgemeine Prinzip von Konzentrationen das auch zu den Konzentrationen auf hervorgehobenen Symbolen für andere Mineralien gehört.

Kristallsystem – monoklin

Farbe des Minerals – blassblau-grün übergehend ins grün

Strichfarbe – weiß

Opazität – durchscheinend

Glanz – Glasglanz, Harzglanz;

Mohshärte – 5 – 6

Dichte (g/cm³) – 3,21

BARTELKEIT - 3698412198

Chemische Formel – $PbFe^{2+}Ge_3O_8$

Zur Konzentration wird die komplette Formel verwendet.

Kristallsystem – monoklin

Farbe des Minerals – farblos, weiß übergehend ins blasses grün;

Strichfarbe – weiß

Opazität – durchsichtig

Glanz – nah am Diamantglanz

Mohshärte – 4

Dichte (g/cm³) – 4,97

BARTONIT - 8914985941

Chemische Formel – $K_6Fe_{20}S_{26}S$

Es wird das erste Symbol – „**K**“ zur Konzentration verwendet.

Kristallsystem – tetragonal

Farbe des Minerals – schwarz-braun

Glanz – metallisch

Mohshärte – 3

Dichte (g/cm³) – 3,305

Radioaktivität – 144,76

BASSANIT - 8942913196

Chemische Formel– $\mathbf{CaSO_4 * 0.5H_2O}$

Es werden alle Symbole der chemischen Formel zur Konzentration verwendet.

Kristallsystem – monoklin

Farbe des Minerals – weiß

Opazität – durchsichtig, durchscheinend;

Glanz – Glasglanz

Dichte (g/cm³) – 2,69–2,76

BASSETIT - 4983148947

Chemische Formel – $\mathbf{Fe^{2+}(UO_2)_2(PO_4)_2 * 8H_2O}$

Es werden die ersten zwei Symbole der chemischen Formel – „**F**", „**e**" zur Konzentration verwendet.

Kristallsystem – monoklin

Farbe des Minerals – braun-gelb, olivgrün, gelb, bronzenes gelb;

Strichfarbe – grünlich, weiß

Opazität – durchsichtig

Glanz – Glasglanz

Mohshärte – 2,5

Dichte (g/cm³) – 3,4–3,63

Radioaktivität – 3,903,744.05

BASTNÄSIT-(Ce) - 8942941948

Mineralklasse – Karbonate

Chemische Formel – **(Ce, La,Y) $(CO_3)F$**

Es wird die komplette chemische Formel zur Konzentration verwendet.

Kristallsystem – trigonal

Dichte (g/cm³) – 4,9–5,2

Farbe des Minerals – wachsgelb bis rötliches braun

Strichfarbe – weiß

Opazität – durchsichtig, durchscheinend

Glanz – Glasglanz, fettig, Perlmutterglanz

Mohshärte – 4–4,5

Bruch – uneben

Tenazität – spröde

Dichte (g/cm³) – 4,9–5,2

BATISIT - 8943912187

Chemische Formel – **$Na_2BaTi_2O_2(Si_2O_6)_2$**

Die gesamte chemische Formel wird zur Konzentration verwendet.

Kristallsystem – rhombisch

Farbe des Minerals – dunkelbraun

Mohshärte – 5,5–6

Dichte (g/cm³) – 3,432

Radioaktivität – 50.73

BAUMHAUERIT - 3196412197

Morphologie – kurzprismatisch, tafelartig

Chemische Formel – $\mathbf{Pb_{12}As_{16}S_{36}}$

Die gesamte chemische Formel wird zur Konzentration verwendet.

Kristallsystem – triklin

Opazität – undurchsichtig

Farbe des Minerals - bleigrau bis stahlgrau, manchmal mit irisierender Anlauffarbe;

Strichfarbe – schokoladenfarben-braun

Opazität – undurchsichtig

Glanz – metallisch

Mohshärte – 3

Bruch – muschelig

Dichte (g/cm³) – 5,329

BAURANOIT - 8954912197

Chemische Formel – $\mathbf{BaU_2O_7 * 4{-}5H_2O}$

Es werden die ersten zwei Symbole der chemischen Formel – „**B**", „**a**" zur Konzentration verwendet.

Farbe des Minerals – rötlich-braun

Opazität – halbdurchsichtig

Mohshärte – 5

Dichte (g/cm³) – 5,283–5,42

Radioaktivität – 4,255,235.41

BAFERTISIT - 4913183164

Mineralklasse – Silikate

Chemische Formel – $BaFe_2TiO[Si_2O_7](OH)_2$

Es werden die zwei ersten Symbole der chemischen Formel – „**B**“, „**a**“ zur Konzentration verwendet.

Farbe des Minerals – rot, gelb-rot, hellbraun

Strichfarbe – weiß

Glanz – Glasglanz

Mohshärte – 5

Dichte (g/cm³) – 3,96–4,35

BAKHCHISARAITSEVIT - 8913183197

Chemische Formel – $Na_2Mg_5(PO_4)_4 \times 7H_2O$

Es werden die zwei ersten Symbole der chemischen Formel – „**N**“, „**a**“ zur Konzentration verwendet.

Kristallsystem – monoklin

Farbe des Minerals – hellgelb, farblos oder grünlich

Strichfarbe – weiß

Glanz – Glasglanz

Mohshärte – 2–2,5

Dichte (g/cm³) – 2,5

BAZIRIT - 8914987941

Morphologie – in Form feiner prismatischer Kristalle

Chemische Formel – $\mathbf{BaZrSi_3O_9}$

Die gesamte chemische Formel wird zur Konzentration verwendet.

Kristallsystem – hexagonal

Farbe des Minerals – farblos

Mohshärte – 6–6,5

Dichte (g/cm³) – 3,82

BAZZIT - 8945164987

Chemische Formel –

$\mathbf{Be_3(Sc,Fe^{3+},Mg)_2Si_6O_{18} * Na_0.32 * nH_2O}$

Es werden die zwei ersten Symbole der chemischen Formel – „**B**“, „**e**“ zur Konzentration verwendet.

Kristallsystem – hexagonal

Farbe des Minerals – tiefes Blau oder sattes blau, blasses blau bis zu intensives blassblau, blau-grün;

Strichfarbe (Farbe im Pulver) – weiß

Opazität – durchsichtig, halbdurchsichtig

Glanz – Glasglanz

Mohshärte – 6 – 5–7

Bruch – uneben

Tenazität – spröde

Dichte (g/cm³) – 2,77–2,8

BEARSIT - 8935412198

Morphologie – länglich prismatisch mit Längsstreifen

Chemische Formel – **$Be_2AsO_4(OH) * 4H_2O$**

Die gesamte chemische Formel wird zur Konzentration verwendet.

Kristallsystem – monoklin

Farbe des Minerals – weiß

Strichfarbe – weiß

Glanz – Seidenglanz

Dichte (g/cm³) – 1,8–2,0

BÖGGILDIT - 3142185149

Morphologie – stäbchenförmig; basaltartig mit quadratischem vertikalen Querschnitt

Chemische Formel – **$Na_2Sr_2Al_2(PO_4)F_9$**

Die gesamte chemische Formel wird zur Konzentration verwendet.

Kristallsystem – monoklin

Farbe des Minerals – fleischrot

Opazität – durchsichtig

Glanz – Glasglanz, fettig

Mohshärte – 4–5

Dichte (g/cm³) – 3,66

BESSMERTNOVIT - 5485812194

Chemische Formel – $\mathbf{(Au,Ag)_4Cu(Te,Pb)}$

Die gesamte chemische Formel wird zur Konzentration verwendet.

Kristallsystem – rhombisch

Farbe des Minerals – gelb

Glanz – metallisch

Mohshärte – 4,5

Dichte (g/cm³) – 16,3

BEIDELLIT - 1842193184

Morphologie – dünne rhombische Plättchen

Chemische Formel – $\mathbf{(Na,Ca)_{0.3}Al_2(Si,Al)_4O_{10}(OH)_2{*}nH_2O}$

Es ist notwendig sich bei der chemischen Formel auf den ersten Symbolen der Formel – „**N**“, „**a**“ zu konzentrieren.

Kristallsystem – monoklin

Farbe des Minerals – weiß, hellgelb, braun, rötlich;

Strichfarbe – weiß

Opazität – durchscheinend

Glanz – fettig, Wachsglanz

Mohshärte – 1,5

Bei der Konzentration auf der Mohshärte muss der Wert gedanklich von 1,5 auf 1,4 gesenkt werden.

Dichte (g/cm³) – 2,0-2,3 (mittlere - 2,15)

Um Wissen über die ewige Entwicklung zu erhalten, ist es notwendig sich auf der Dichte (g/cm³) gleich 2,5 zu konzentrieren, sie dann gedanklich auf 2,6 zu erhöhen und dann bis auf 2,0 verringern und das Steuerungselement, das bei der Verringerung der Dichte (g/cm³) entsteht wahrzunehmen. Hier muss das Prinzip betrachtet werden, dass wenn Sie die imaginäre Situation in Steuerung umleiten, zum Beispiel die künstliche Dichte (g/cm³) mittels der Konzentration, in Ihrer Vorstellung verringern, dann entsteht bei Ihnen die Technologie der Steuerung nach dem vorgegebenen Ziel, weil das Ziel in Ihrer Fantasie, in Ihrer Vorstellung gebildet wird. Im Zusammenhang damit, ist die Umbildung der verschiedenen Systeme in Ihrer Vorstellung auch eine Technologie, die einer Erfassung, der Handlung der Erfassung, bedarf.

Der Schöpfer, der die ganze Welt erschaffen hat, hat alles anfänglich in seiner Vorstellung erschaffen und hat es erst dann auf die physische Realität übertragen und damit die Realität selbst erschaffen. Daraus folgt, dass die Realität selbst auch Folge einer Handlung der Vorstellung ist. Indem Sie solche inneren Verbindungen in Ihrem Bewusstsein betrachten, können Sie die Technologie der Steuerung erhalten, die bereits aus solchen standhaften Blickwinkeln wie Ihre Vorstellung, Ihre Fantasie, durchdacht worden ist.

Die Fähigkeit abstrakt denken zu können, erlaubt es mehr Varianten der Steuerung zu finden. Zur Realisation der abstrakten Denkweise müssen Sie versuchen die Steuerung so zu gestallten, das der Konzentrationspunkt, das Konzentrationsareal auf das Steuerungsziel statisch ist und die Linien der Wiedergabe von anderen Zielen dynamisch sind oder werden. Das ermöglicht die Erschaffung einer geometrischen Form der abstrakten Denkweise und man kann scheinbar von außen beurteilen, auf welche Weise die Vorstellung in die Steuerung der physischen Realität übergeht. Mittels solcher Beobachtungen kann man sich Wissen über die Steuerung für die ewige Entwicklung aneignen und sie nicht nur auf die Steuerung der physischen Realität anwenden, sondern auch auf die Steuerung der Erschaffung von geistigen Informationssystemen, Systemen, die für die ewige Entwicklung notwendig sind.

BEYERIT - 4812142187

Morphologie – Kristalle in Form von rechteckigen, abgeflachten Plättchen. Bildet Aggregate mit einer sphärischen, radialfaserigen Struktur.

Chemische Formel – $\mathbf{CaBi_2O_2(CO_3)_2}$

Es ist notwendig sich bei der chemischen Formel auf den ersten Symbolen der Formel – „**C**", „**a**", „**B**", „**i**", dem Index „2" zu konzentrieren.

Kristallsystem – tetragonal

Farbe des Minerals – weiß übergehend ins grelles gelb oder gräuliches grün, grau; hellgelb übergehend ins farblose in den inneren

Reflexen und in der Durchsicht;

Strichfarbe – weiß bis helles strohgelb

Glanz – Diamantglanz

Mohshärte – 2–3

Mohshärte die mit der Zahl 2 beginnt, muss gedanklich bis 1,5 verringert werden.

Bruch – muschelig

Dichte (g/cm³) – 6,56

BAYLEYIT - 4812194987

Morphologie – kurzprismatische, nadelige, haarförmige Kristalle; radialfaserige Aggregate;

Chemische Formel – $\mathbf{Mg_2(UO_2)(CO_3)_3(H_2O)_{12} * 6H_2O}$

Es ist notwendig sich bei der chemischen Formel auf den Symbolen „**M**", „**g**", dem Index „₂" am Anfang der Formel und auf „₆", „**H**", dem Index „₂" und „**O**" am Ende der Formel zu konzentrieren.

Kristallsystem – monoklin

Farbe des Minerals – gelb, blasses gelb, gelbliches weiß

Opazität – durchsichtig, halbdurchsichtig

Dichte (g/cm³) – 2,05

Radioaktivität – 2,408,700.33

Es ist notwendig die Radioaktivität mittels Konzentration bis 0 zu verringern. Um die Radioaktivität abrupt zu verringern, ist es notwendig, dass Ihr Gedanke in seiner Geschwindigkeit die Geschwindigkeit des radioaktiven Signals oder Strahlung übersteigt. Dabei ist es notwendig, die Eigenschaften der Strahlung zu verstehen, die darin bestehen, dass das Prinzip der Wirkung der Radioaktivität auf der Ereignisebene, ein Element der Handlung ist, welches plötzlich auftritt. Deshalb gibt es eine Methode um die Radioaktivität aufzuheben und zwar das Element der Plötzlichkeit in Ereignissen zu verringern, in allgemeinen Ereignissen in der ganzen Welt, und dann verringert sich die Radioaktivität abrupt. Diese Methode der Verringerung der Radioaktivität gilt nicht nur für das Mineral sondern auch in allen anderen Fällen.

BAYLISSIT - 4812196174

Chemische Formel –$\mathbf{K_2Mg(CO_3)_2 * 4H_2O}$

Es ist notwendig sich bei der chemischen Formel auf der gesamten Formel zu konzentrieren. Wobei zunächst nacheinander auf jedem Symbol einzeln und danach auf der gesamten Formel auf einmal.

Kristallsystem – monoklin

Farbe des Minerals – farblos

Dichte (g/cm³) – 2,03

Radioaktivität – 390.05

Es ist notwendig die Radioaktivität mittels Konzentration bis 0 zu verringern. Dafür gibt es folgende Methode: man muss auf der verborgenen Ebene, sprich mittels der geistigen Sehkraft betrachten wie die radioaktiven Teilchen strahlen und das sich bewegende

Teilchen an der eigenen Quelle, da wo es her kam, verschließen. Dann verringert sich die Radioaktivität sehr schnell und kann auf 0 runter gestuft werden. Dabei ist es ausreichend es mit zwei, drei, einigen Teilchen zu machen und die Radioaktivität wird sich im Ganzen bis zum Grundniveau normieren. Diese Methode kann auch zur Verringerung der radioaktiven Ausstrahlungen bei beliebigen Objekten verwendet werden. Man kann die in dieser Methode beschriebene Steuerung zur Normierung beliebiger Informationssysteme verwenden.

BECQUERELIT - 4896412187

Sekundäres Uranmineral

Morphologie – prismatisch, nadelig, tafelartig

Chemische Formel – $\mathbf{Ca(UO_2)_6O_4(OH)_6*8H_2O}$

Es ist notwendig sich bei der chemischen Formel auf den ersten zwei Symbolen – „C“, „a“ zu konzentrieren.

Kristallsystem – rhombisch

Farbe des Minerals – bernsteinfarben bis gelb, braun-gelb, orange

Strichfarbe – gelb

Opazität – durchsichtig, durchscheinend

Glanz – Diamantglanz, fettig

Mohshärte – 2–3

Die physisch festgelegte Mohshärte 2 muss gedanklich bis zu einer Mohshärte die gleich 1 ist, verringert werden.

Tenazität – spröde

Dichte (g/cm³) – 5,09–5,12

Radioaktivität – 5,229,959.93

BELLIDOIT - 4972184961

Chemische Formel – Cu_2Se

Es ist notwendig sich bei der chemischen Formel auf die gesamte Formel zu konzentrieren.

Kristallsystem – tetragonal

Farbe des Minerals – cremeweiß

Glanz – metallisch

Mohshärte – 1,5 – 2

Dichte (g/cm³) – 7,03

Es ist notwendig die Dichte (g/cm³) von 7,03 gedanklich auf 6,0 zu verringern.

BELLINGERIT - 5194214871

Morphologie – prismatische Kristalle, bis zu einem gewissen Grad tafelartig;

Chemische Formel – $Cu_3(IO_3)_6 * 2H_2O$

Es ist notwendig sich bei der chemischen Formel auf die gesamte Formel zu konzentrieren.

Kristallsystem – triklin

Farbe des Minerals – grün, hellgrün; helles blassblau-grün in den inneren Reflexen und in der Durchsicht;

Strichfarbe – sehr helles grün

Mohshärte – 4

Bruch – nahezu muschelig

Tenazität – spröde

Dichte (g/cm³) – 4,88 – 4,9

BELLOIT - 3186412174

*Chemische Formel –***Cu(OH)Cl**

Es ist notwendig sich bei der chemischen Formel auf den ersten zwei Symbolen – „**C**", „**u**" zu konzentrieren.

Kristallsystem – monoklin

Farbe des Minerals – gelblich grün übergehend ins Olivgrün

Strichfarbe – gelblich grün

Glanz – Glasglanz

Wenn man so eine Charakteristik eines Minerals wie Glasglanz hat, kann man mit der inneren geistigen Sehkraft das betrachten, was der Begriff Glasglanz bedeutet. Das heißt, Glanz, den Glas in dem physischen Verständnis absondert. Dabei kann man sich gedanklich auf die Ebene des Glanzes begeben und seine Quelle sehen. Man kann sehen, dass Glasglanz eine bestimmte Instabilitätsphase hat. In der Dynamik ist er sehr schnell und die statische Phase besitzt auch eine gewisse Dynamik, das heißt, sie ist nicht vollkommen stabil, wie zum Beispiel der Metallglanz.

Man kann sehen, dass man auf diese Art und Weise die dynamische Phase von Ereignissen von der statischen trennen kann, wenn Sie so eine Charakteristik wie der Glasglanz in einem Mineral betrachten. Die Unterteilung ist ziemlich streng, deshalb, kann man allgemein die Ereignisse wie eine Art Bausteine auseinander nehmen und indem man sie in statische und dynamische Areale unterteilt formen. Wenn man betrachtet wie die dynamischen Areale sich von den statischen wegbewegen, kann man die innere Struktur der Ereignisse über die Form und über die Bewegung des Lichts in den Ereignissen analysieren. Dann öffnen sich einige Eigenschaften von Ereignissen die sich logisch nicht bestimmen lassen und es entstehen Elemente von zukünftigen Konstruktionen. Auf diese Art und Weise kann man verstehen wie zukünftige Ereignisse aus der Gegenwart gebaut werden, warum die Zukunft vorhersehbar und auch lenkbar ist, weil das Ereignis selbst auch das Licht der Zukunft ausstrahlt und es möglich ist dieses Licht zu verändern. Die Lenkbarkeit der Zukunft erlaubt die ewige Entwicklung.

Mohshärte – 1–2

Dichte (g/cm³) – 3,75

BELOVIT-(Ce) - 3186412197

Chemische Formel – $\mathbf{NaSr_3Ce(PO_4)_3F}$

Es ist notwendig sich auf der gesamten chemischen Formel zu konzentrieren.

Kristallsystem – hexagonal

Farbe des Minerals – zartgelb, grünlich, gelb; in den inneren Reflexen und in der Durchsicht farblos übergehend ins hellgelb;

Strichfarbe – weiß

Opazität – halbdurchsichtig

Glanz – Glasglanz, fettig

Mohshärte – 5

Bruch – uneben

Tenazität – spröde

Dichte (g/cm³) – 4,19

Die Dichte (g/cm³) muss gedanklich von 4,19 bis auf 3,1 verringert werden.

Radioaktivität – 27,414.93

BELOVIT-(La) - 4916712184

Chemische Formel – **$NaSr_3La(PO_4)_3(F,OH))$**

Es ist notwendig sich auf der gesamten chemischen Formel zu konzentrieren.

Kristallsystem – trigonal

Farbe des Minerals – grünlich gelb übergehend ins grelles gelb

Opazität – durchsichtig

Glanz – Glasglanz

Mohshärte – 5

Bruch – muschelig

Tenazität – sehr spröde

Dichte (g/cm³) – 4,19

Radioaktivität – 38,416.90

BELKOVIT - 4612197185

Chemische Formel – $\mathbf{Ba_3Nb_6(Si_2O_7)_2O_{12}}$

Es ist notwendig sich auf der gesamten chemischen Formel zu konzentrieren.

Kristallsystem – hexagonal

Farbe des Minerals – braun

Mohshärte – 6 – 7

Dichte (g/cm³) – 4.16

BELJANKINIT - 4971845941

Mineralklasse – Silikate

Chemische Formel – $\mathbf{Ca_{1-2}(Ti,Zr,Nb)_5O_{12} * 9H_2O}$

Es ist notwendig sich bei der chemischen Formel auf den ersten drei Symbolen – „**C**“, „**a**“, dem Index „1“ zu konzentrieren.

Farbe des Minerals – weiß, hellgelb übergehend ins braungelb; schwarz wenn reich an Manganium;

Opazität – undurchsichtig

Glanz – Glasglanz, fettig, Perlmutterglanz

Mohshärte – 2–3

Bruch – uneben

Tenazität – spröde

Wenn man so eine Charakteristik wie die Tenazität eines Minerals betrachtet, kann man sehen, dass die Steuerung von reellen physischen Prozessen auf der Ebene von solchen Begriffen statt findet, wie spröde oder nicht spröde, monolithisch oder mit brüchigen Stellen usw.

Dichte (g/cm^3) *–2,32 – 2,4*

Wenn man den Ansatz in der geplanten Arbeit mit Wörtern benutzt, kann man sehen, dass es möglich ist mittels Wörter das Bewusstsein in die innere Struktur von Substanzen hinein zu tragen und die Substanz sogar in einer Art auseinander führen, das heißt, zum Beispiel die Dichte der Substanz verringern.

BEMENTIT - 4975412186

Chemische Formel – $\mathbf{Mn_7Si_6O_{15}(OH)_8}$

Es ist notwendig sich auf den ersten Symbolen der chemischen Formel zu konzentrieren, also auf „**M**", „**n**".

Kristallsystem – monoklin

Farbe des Minerals – braun, dunkelbraun, goldbraun, grau-gelb

Strichfarbe – weiß

Opazität – halbdurchsichtig

Glanz – nahe am Glasglanz, Harzglanz, fettig

Mohshärte – 6

Tenazität – nachgiebig

Dichte (g/cm³) – 2,9-3,1

BÖHMIT - 3812142196

Morphologie – lentikulär

Chemische Formel – **AlO(OH)**

Es ist notwendig sich auf der gesamten chemischen Formel zu konzentrieren.

Kristallsystem – rhombisch

Farbe des Minerals – farblos, weiß, gelb

Strichfarbe – weiß

Opazität – durchsichtig, durchscheinend

Glanz – Glasglanz, Perlmutterglanz

Mohshärte – 3,5–4

Bruch – uneben, muschelig

Dichte (g/cm³)– 3,01–3,06

BENAVIDESIT - 1842184971

Chemische Formel – $Pb_4MnSb_6S_{14}$

Es ist notwendig sich auf den Symbolen zu konzentrieren, die die Formel beenden, also auf „S", „1", „4" im Index.

Kristallsystem – monoklin

Farbe des Minerals – grau

Strichfarbe – braun-grau

Glanz – metallisch

Mohshärte – 2,5

Die Mohshärte muss aus dem in der Charakteristik angegebenem Wert von 2,5 gedanklich auf den Wert 1,3 herabgesenkt werden. Und Sie müssen versuchen sich den umgekehrten Prozess vorzustellen, also wie man aus 1,3 die Mohshärte 2,5 erhalten kann, Sie müssen also im Grunde die umgekehrte Aufgabe, die Sie gedanklich modelliert haben, wahrnehmen und lösen. Auf diese Art und Weise können Sie sehen wie zum Beispiel die Mohshärte gleich 2,5 aus 0 entstand. Und das ist ein ernsthafter analytischer Mechanismus, der es erlauben wird zu bestimmen wie eine Substanz, eine materielle physische Substanz, überhaupt gebildet wird.

Auf die gleiche Art und Weise kann man bestimmen wie ein Gedanke, eine informative Struktur, die nicht als eine physische Realität wahrgenommen wird, gebildet wird und Sie können sehen, dass manche Gesetze im Bewusstsein allgemein sind, sowohl der physischen Welt, als auch der Welt der Gedanken, der Welt der Vorstellung, das heißt der Information, die Sie auf der Bewusstseinsebene wahrnehmen. Dann kann man sehen warum die eine oder die andere Information auf irgendeine Art und Weise wiedergegeben, oder neuerschaffen wird. Zum Beispiel, wenn man das Wachstums eines Baumes mit dem Wachstum des Gedankens vergleicht, kann man sehen, dass der Gedanke vollkommen kontrollierbar ist und deshalb kann man vollkommen auf seine physische Materie Einfluss nehmen, das heißt sie ewig zu machen und ewig Wissen für

Entwicklung zu erhalten.

Dichte (g/cm³) – 5,6

BENJAMINIT - 3184145196

Chemische Formel – $Ag_3Bi_7S_{12}$

Es ist notwendig sich auf der gesamten chemischen Formel zu konzentrieren.

Kristallsystem – monoklin

Farbe des Minerals – grau; von der Oberfläche matt oder gelb übergehend ins Kupfer-rot;

Strichfarbe – mattes grau

Opazität – undurchsichtig

Glanz – metallisch

Mohshärte – 3,5

Dichte (g/cm³) – 6,34

BENLEONARDIT - 3165412187

Chemische Formel – $Ag_8SbTe_2S_3$

Es ist notwendig sich auf den ersten zwei Symbolen der chemischen Formel – „**A**“, „**g**“ zu konzentrieren.

Kristallsystem – tetragonal

Farbe des Minerals – dunkelgrau, schwarz

Opazität – undurchsichtig

Glanz – metallisch

Mohshärte – 3

Dichte (g/cm³) – 7,86

BENSTONIT - 3184192198

Chemische Formel – $\mathbf{Ba_6Ca_6Mg(CO_3)_{13}}$

Es ist notwendig sich auf den ersten drei Symbolen der chemischen Formel zu konzentrieren, also auf „**B**“, „**a**“, dem Index „**6**“.

Kristallsystem – trigonal

Farbe des Minerals – weiß übergehend ins elfenbeinfarben, sehr blasses gelb, blasses gelbliches braun;

Strichfarbe – weiß

Opazität – halbdurchsichtig

Glanz – Glasglanz

Mohshärte – 3–4

Dichte (g/cm³) – 3,956

BURBANKIT - 3184148197

Morphologie – prismatisch

Chemische Formel – $\mathbf{(Na,Ca)_3(Sr,Ba,Ce)_3(CO_3)_5}$

Es ist notwendig sich auf den ersten zwei Symbolen der chemischen Formel zu konzentrieren, also auf „**N**“, „**a**“.

Kristallsystem – hexagonal

Farbe des Minerals – gräulich gelb

Strichfarbe – weiß

Es ist notwendig die Strichfarbe durch Vorstellungskraft von weiß ins grau zu verändern.

Opazität – durchscheinend

Glanz – Glasglanz

Mohshärte – 3

Dichte (g/cm³) – 3,50

BERBORIT - 3184192187

Morphologie – feinblätterige, isometrische Kristalle

Chemische Formel – $Be_2[(OH,F)(BO_3)]*H_2O$

Es ist notwendig sich auf den ersten Symbolen der chemischen Formel zu konzentrieren, also auf „**B**", „**e**", dem Index „**2**".

Kristallsystem – trigonal

Farbe des Minerals – farblos

Indem man so eine Charakteristik eines Minerals wie farblose Farbe betrachtet hat, kann man überhaupt die Natur der Erschaffung der Farbe durch den Gedankenprozess sehen; Die Farbe als solches, welche Form sie von der Informationsnatur besitzt und welche Form der Information der Farbe entspricht. Dafür kann man zum Beispiel zwei Farben in seiner Vorstellung nehmen und näher betrachten, zum Beispiel grün und blau und indem man sie mit weiß vergleicht, kann man sehen, dass beim Übergang zur weißer Farbe sich die Form von weiß verändert, wobei sie bei der blauen Farbe statisch bleibt. Auf diese Art und Weise kann man in seiner Gedankenwelt anhand von Farben dynamische und statische Strukturen erschaffen und danach die Ereignisstruktur ganz einfach anhand von Farben regulieren. Das heißt, es ist möglich nachdem man sich die innere Natur der Farbe im Ereignis, in den Informationsarealen aus denen die lenkende Information des Ereignisses besteht, in Betracht gezogen hat, über solche mechanistische Ansätze zukünftige Ereignisse in Richtung der ewigen Entwicklung zu verändern. Auf diese Art und Weise, kann man das Wissen direkt hinterlegen, das heißt gedanklich und durch Willenskraft, die Ereignisse sozusagen nach vorne zu lenken und zwar nicht auf dem logischen, sozialen Weg, sondern auf solchem Weg der Steuerung der Form durch die Farbe. Dies ist ein sehr effektiver Weg, wenn man schnell erforderliche Ereignisse benötigt, zum Beispiel in Rettungssystemen, in Systemen schneller Reaktionen usw.

Mohshärte – 3

Dichte (g/cm³) – 2,2

BERGENIT - 2184192174

Morphologie - tafelartige, dünn-tafelige, flach-nadelige, dünnnadelige Kristalle.

Chemische Formel – $\mathbf{Ca_2Ba_4(UO_2)_9O_6(PO_4)_6 * 16H_2O}$

Es ist notwendig sich auf den ersten Symbolen der chemischen Formel „**C**“, „**a**“, dem Index „$_2$“, „**B**“, „**a**“, dem Index „$_4$“ zu konzentrieren.

Kristallsystem – monoklin

Farbe des Minerals – gelb, manchmal gelb mit grünlicher Färbung

Dichte (g/cm³) – 4,82

Radioaktivität – 3,242,387.44

BERGSLAGIT - 3184194187

Chemische Formel – **$CaBeAsO_4(OH)$**

Es ist notwendig sich bei der chemischen Formel auf dem Symbol „**A**“ und auf dem folgenden Symbol „**s**“ zu konzentrier.

Kristallsystem – monoklin

Farbe des Minerals – farblos, weiß, grau, dunkel-grau-braun, bräunlich-schwarz, grün, rosa;

Opazität – halbdurchsichtig

Glanz – Glasglanz, fettig

Mohshärte – 5

Bruch – uneben

Wenn man so eine Charakteristik wie der unebene Bruch betrachtet, muss man sich gedanklich vorstellen, dass Sie das Mineral durch Ihre Willensstärke einebnen. Versuchen Sie es zu praktizieren indem Sie zum Beispiel irgendwelche Steine, irgendwelche glatten Oberflächen betrachten und diese in die Formen, in die Oberflächen übertragen, die Sie sich vorstellen oder die Sie zum Beispiel gedanklich im Raum auflösen, um auf diese Weise das Steuerungssystem des Bewusstseins, des Geistes und der Seele für die Steuerung von Ereignissen der physischen Welt zu trainieren. Versuchen Sie auf diese Art und Weise das System der direkten Steuerung der physischen Materie zu entwickeln.

Dichte (g/cm³) – 3,4

BERDESINSKIIT - 3184198147

Chemische Formel – $\mathbf{V^{3+}{}_2TiO_5}$

Es ist notwendig sich bei der chemischen Formel von Anfang an auf der gesamten Formel zu konzentrieren.

Kristallsystem – monoklin

Farbe des Minerals – schwarz

Opazität – undurchsichtig

Glanz – metallisch

Mohshärte – 6–6,5

Dichte (g/cm³) – 4,54

Die Dichte (g/cm³) von 4,54, die in der Charakteristik des Minerals angegeben ist, muss gedanklich bis auf 4,1 verringert werden. Dabei müssen Sie bei der Verringerung der Dichte (g/cm³) sehen, dass ein weißes Licht leuchtet und zwar sowohl in der Ferne als auch nah. Da die Dichte (g/cm³) sich verringert wird auch die Konzentration der Steuerung, die sich auf das Mineral bezieht kleiner und es wird Energie frei gesetzt, die man in einer gewissen Weise wahrnehmen kann und somit eine stabile Energiequelle bekommen kann, die man für steuernde Handlungen auf dem Gebiet des Denkens verwenden kann.

BERYLLIT - 8142174987

Morphologie – feine, (bis zu 3mm) radial faserige Sphärolithen und Krusten;

Chemische Formel – **$Be_3SiO_4(OH)_2*H_2O$**

Es ist notwendig sich für die ewige Entwicklung auf den ersten zwei Symbolen der Formel zu konzentrieren.

Kristallsystem – rhombisch

Farbe des Minerals – weiß

Strichfarbe – weiß

Opazität – durchsichtig

Glanz – Seidenglanz

Mohshärte – 1

Dichte (g/cm³) – 2,196

BERYLLONIT - 1987412174

Morphologie – tafelartig, kurzprismatisch

Chemische Formel – **$NaBePO_4$**

Es ist notwendig sich direkt auf der kompletten chemischen Formel zu konzentrieren

Kristallsystem – monoklin

Farbe des Minerals – farblos bis schneeweiß oder blasses gelb

Glanz – Glasglanz, Diamantglanz

Mohshärte – 5,5–6

Bruch – muschelig

Dichte (g/cm³) – 2,81

BERLINIT - 4975489714

Morphologie – prismatisch

Chemische Formel – $\mathbf{AlPO_4}$

Es ist notwendig sich direkt auf der gesamten chemischen Formel des gegebenen Minerals zu konzentrieren.

Kristallsystem – trigonal

Farbe des Minerals – farblos, gräulich, blass-rosa

Opazität – durchsichtig, durchscheinend

Glanz – Glasglanz

Mohshärte – 6,5

Bruch – muschelig

Dichte (g/cm³) – 2,64

BERMANIT - 5142175486

Morphologie – tafelartige Kristalle

Chemische Formel – $\mathbf{Mn^{2+}Mn^{3+}{}_2(PO_4)_2(OH)_2 \times 4H_2O}$

Es ist notwendig sich auf den ersten zwei Symbolen der gegebenen chemischen Formel – „**M**“, „**n**“ zu konzentrieren.

Kristallsystem – monoklin

Farbe des Minerals – rötliches braun; gelbliches braun übergehend

ins bräunliches rot mit roten inneren Reflexen in der Durchsicht;
Ausgehend aus der Charakteristik des gegebenen Minerals, muss man versuchen sich auf der bräunlich roten Farbe des gegebenen Minerals zu konzentrieren. Dann kann man sehen, dass Sie durch Willensstärke die Phänomene der physischen Realität anders bestimmen können, sogar wenn diese solche Makroebenen haben wie zum Beispiel Minerale die im Grund eingebettet sind, die von ihrem Umfang her, wesentlich sind, aber Sie versuchen desto trotz durch das Bewusstsein diese Systeme zu steuern. Dann gewöhnen Sie sich daran, dass es möglich ist große Systeme zu steuern, die mit der Erde oder irgendwelchen Planeten vergleichbar sind; Das heißt, diese innerlich auf der Bewusstseinsebene zu führen, im kosmischen Raum weiter zu bewegen, damit das Leben sich weiter entwickelt.

Denn wenn man betrachtet wie der Schöpfer bei der Erschaffung der Welt agiert, Er hält im Wesentlichen alles in sich drin und kann immer das was er inne hält in die richtige Richtung umgestalten; und die Bewegung der Welt ist sein Willensakt zur Entwicklung der Welt, indem man so handelt, kann man sehen, dass man auf die gleiche Art und Weise auch Makroobjekte regulieren kann, indem man sie von irgendwelchen unberechenbaren Eigenschaften des äußeren kosmischen Raumes oder den Eigenschaften irgendeiner Substanz, die sich auf der Erde in Form eines Minerals und gleichartiger Objekte befindet, schützt.

Opazität – halbdurchsichtig

Glanz – Glasglanz, Harzglanz, matt

Mohshärte – 3,5

Tenazität – spröde

Dichte (g/cm³) – 2,84–2,85

BERNDTIT - 5194718988

Morphologie – hexagonal-tafelartige Kristalle

Chemische Formel – SnS_2

Es ist notwendig sich auf allen Symbolen der gegebenen chemischen Formel des gegebenen Minerals zu konzentrieren.

Kristallsystem – trigonal

Farbe des Minerals – gelb

Opazität – durchscheinend

Mohshärte – sehr weich

Dichte (g/cm³) – 4,5

BERNESSIT - 8194184175

Chemische Formel –

$(Na_{0.3}Ca_{0.1}K_{0.1})(Mn^{4+},Mn^{3+})_2O_4*1.5H_2O$

Für die ewige Entwicklung ist es notwendig sich auf den ersten zwei Symbolen „N“ und „a“ der gegebenen chemischen Formel des gegebenen Minerals zu konzentrieren.

Kristallsystem – monoklin

Farbe des Minerals – schwarz; Bei der Durchsicht dunkel braun;

Strichfarbe – schwarz

Opazität – undurchsichtig

Glanz – Diamantglanz

Mohshärte – 1,5

Dichte (g/cm³) – ca.3

BERRYIT - 8142172184

Morphologie – langprismatische Kristalle

Chemische Formel – $Cu_3Ag_2Pb_3Bi_7S_{16}$

Es ist notwendig sich auf der kompletten chemischen Formel zu konzentrieren.

Kristallsystem – monoklin

Farbe des Minerals – blassblau-grau, weiß, grau-weiß

Glanz – metallisch

Mohshärte – 3–3,5

Dichte (g/cm³) – 6,7–7,1

BERTOSSAIT - 5184196147

Chemische Formel – $Li_2CaAl_4(PO_4)_4(OH)_4$

Es ist notwendig sich auf den ersten zwei Symbolen der gegebenen chemischen Formel – „**L**", „**i**" zu konzentrieren.

Kristallsystem – rhombisch

Farbe des Minerals – blasses rosa

Glanz – Glasglanz

Mohshärte – 6

Dichte (g/cm³) – 3,1

BERTRANDIT - 5312142187

Morphologie – tafelartige, nadelige Kristalle

Kristallklasse – Silikate

Chemische Formel – $Be_4[Si_2O_7](OH)_2$

Es ist notwendig sich auf der gesamten chemischen Formel zu konzentrieren.

Kristallsystem – rhombisch

Farbe des Minerals – farblos, weiß, manchmal mit einer rosa Färbung, hell gelb, hellbraun;

Opazität – durchsichtig

Glanz – Glasglanz, Perlmutterglanz

Mohshärte – 6–6,5–7

Bei der Wahrnehmung so einer Charakteristik wie Mohshärte muss man sich auf der Zahl 5 konzentrieren, das heißt die Mohshärte, die physisch auf der untersten Grenze eingestellt ist, muss um ca. eine Einheit verringert werden.

Tenazität – spröde

Dichte (g/cm³) – 2,57–2,63

Zusatzinformation – Irisation

BERTHIERIN - 5142186174

Morphologie – mikroskopische, tafelartige, pseudohexagonal-prismatische Kristalle;

Chemische Formel – $\mathbf{(Fe^{2+},Fe^{3+},Al)_3(Si,Al)_2O_5(OH)_4}$

Es ist notwendig sich auf den ersten zwei Symbolen der chemischen Formel, sprich auf „**F**“, „**e**“ zu konzentrieren.

Kristallsystem – monoklin

Farbe des Minerals – olivgrün, hellgrün, helles gelb-grün, grünlich weiß;

Strichfarbe – hell, grünlich-weiß

Glanz – Perlmutterglanz

Mohshärte – 2,5

Dichte (g/cm³) – 3,03

BERTHIERIT - 3186142178

Morphologie – nadelige, prismatische Kristalle

Kristallklasse – Sulfide

Chemische Formel – $\mathbf{FeSb_2S_4}$

Es ist notwendig sich auf den ersten zwei Symbolen der chemischen Formel – „**F**“, „**e**“ zu konzentrieren.

Kristallsystem – rhombisch

Farbe des Minerals – dunkel-grau, Stahlgrau, sehr oft bunte Anlauffarbe

Strichfarbe – braun-grau

Opazität – undurchsichtig

Glanz – metallisch

Mohshärte – 2–2,5–3

Tenazität – spröde

Dichte (g/cm³) – 4,62–4,65

BERZELIANIT - 3184194781

Mineralklasse – Sulfide

Chemische Formel – Cu_2Se

Es ist notwendig sich auf der gesamten chemischen Formel zu konzentrieren.

Kristallsystem – kubisch

Farbe des Minerals – im frischen Bruch Silber-weiß mit blassblauer Färbung, ermattet sehr schnell bis hin zum schwarz;

Strichfarbe – glänzend

Opazität – undurchsichtig

Glanz – metallisch

Mohshärte – 2

Dichte (g/cm³) – 6,65–7,7

BERZELIIT - 3184975164

Chemische Formel – $NaCa_2Mg_2(AsO_4)_3$

Es ist notwendig sich auf den ersten vier Symbolen der chemischen Formel – „**N**“, „**a**“, „**C**“, „**a**“ zu konzentrieren.

Kristallsystem – kubisch

Farbe des Minerals – gelb, orange, farblos, braun-orange; farblos übergehend ins orange in den inneren Reflexen und in der Durchsicht.

Strichfarbe – fast weiß, übergehend ins gelb-orange;

Opazität – durchsichtig, halbdurchsichtig

Glanz – Harzglanz

Mohshärte – 4,5–5

Bruch – uneben, nahezu muschelig

Tenazität – spröde

Dichte (g/cm³) – 4,08–4,27

BETAFIT - 3174182196

Morphologie – oktaedrische, dodekaedrische Kristalle

Kristallklasse – Oxide

Chemische Formel – **$(Ca,U)_2(Ti,Nb,Ta)_2(O,OH)_7$**

Es ist notwendig sich auf den ersten zwei Symbolen der chemischen Formel „**C**", „**a**" zu konzentrieren.

Kristallsystem – kubisch

Farbe des Minerals – rot, braun, grünlich-braun, gelb, grün, dunkel-braun, gräuliches schwarz, ist sehr oft ungleichmäßig gefärbt;

Strichfarbe – gelb-weiß

Glanz – Glasglanz, fettig, Harzglanz

Mohshärte – 3–4,5–5,5

Bruch – muschelig, uneben

Tenazität – spröde

Dichte (g/cm³) – 3,7– 5

Radioaktivität – 1,310,419.54

BETECHTINIT - 3164182197

Morphologie – nadelige, kernige Kristalle

Chemische Formel – $\mathbf{Cu_{10}(Fe,Pb)S_6}$

Es ist notwendig sich auf der gesamten chemischen Formel des gegebenen Minerals zu konzentrieren.

Kristallsystem – rhombisch

Farbe des Minerals – schwarz, gräulich-schwarz, manchmal mit einer bräunlichen Färbung auf der Oberfläche;

Strichfarbe – grau, gräulich-schwarz

Opazität – undurchsichtig

Glanz – matt, metallisch

Mohshärte – 3–3,5

Bruch – muschelig

Dichte (g/cm³) – 5,96–6,05

BETPAKDALIT - 3162187149

Morphologie – prismatische, «Briefkuvertförmige» Kristalle

Chemische Formel –

$\mathbf{(H,K)_6Ca_4Fe_6As_4Mo_{16}O_{24}*(24\text{-}40)H_2O}$

Es ist notwendig sich auf dem ersten Symbol der chemischen Formel – „**H**“ zu konzentrieren.

Kristallsystem – monoklin

Farbe des Minerals – grelles gelb, grünliches gelb

Strichfarbe – gelb

Opazität – durchsichtig, durchscheinend

Glanz – an den durchgehenden Massen, matter Harzglanz, an den Pulvermassen, Glasglanz;

Mohshärte – 3

Dichte (g/cm³) – 2,98–3,05, mittlere – 3,01

BEUSIT - 8142163197

Chemische Formel – $\mathbf{(Mn^{2+},Fe^{2+},Ca,Mg)_3(PO4)_2}$

Es ist notwendig sich bei der chemischen Formel auf den ersten zwei Symbolen der chemischen Formel – „**M**“, „**n**“ zu konzentrieren.

Kristallsystem – monoklin

Farbe des Minerals – rötlich-braun

Glanz – Glasglanz

Mohshärte – 5

Dichte (g/cm³) – 3,6–3,7, mittlere – 3,65

BEHIERIT - 3162187194

Morphologie – pseudo- oktaedrische Kristalle

Chemische Formel – **$(Ta,Nb)[BO_4]$**

Es ist notwendig sich auf der gesamten chemischen Formel zu konzentrieren.

Kristallsystem – tetragonal

Farbe des Minerals – grau-rosa

Glanz – Diamantglanz

Mohshärte – 7–7,5

Dichte (g/cm³) – 7,81–7,91, mittlere – 7,86

BEHOIT - 3142186470

Chemische Formel – **$Be(OH)_2$**

Es ist notwendig sich auf der gesamten chemischen Formel zu konzentrieren.

Kristallsystem – rhombisch

Farbe des Minerals – farblos oder weiß, sehr selten blasses rosa übergehend ins blasses grau; kann anomale blaue und braune interferenzielle Verfärbungen in den inneren Reflexen und in der Durchsicht haben;

Opazität – halbdurchsichtig, undurchsichtig

Glanz – gläsern, fettig, bleich

Mohshärte - 4

Bruch – muschelartig

Dichte - 1,92.

BÖGGILDIT - 3184198147

Morphologie – stäbchenförmig mit quadratischem vertikalem Querschnitt;

Chemische Formel – $Sr_2Na_2AI_2(PO_4)F_9$

Es ist notwendig sich auf den ersten zwei Symbolen der chemischen Formel – „**S**“, „**r**“ zu konzentrieren.

Kristallsystem – monoklin

Farbe des Minerals – Fleischrot

Opazität – durchsichtig

Glanz – Glasglanz, fettig

Mohshärte – 4–5

Dichte (g/cm³) – 3,66

BEUDANTIT - 3942186147

Morphologie – rhomboedrische, pseudokubische Kristalle

Chemische Formel – $Pb(Fe^{3+})_3(AsO_4)(SO_4)(OH)_6$

Es ist notwendig sich auf drei letzten Symbolen der gegebenen chemischen Formel zu konzentrieren, sprich auf „**O**“, „**H**“, dem Index „**6**“.

Kristallsystem –trigonal

Farbe des Minerals – schwarz, dunkel-grün, braun, gelb, rot, grünlich gelb;

Strichfarbe – gräulich gelb, grünlich

Opazität – durchsichtig, halbdurchsichtig

Glanz – Glasglanz

Mohshärte – 3,5–4,5

Dichte (g/cm³) – 4–4,3

BÖHMIT – 3896172198

Morphologie – kryptokristallinische Aggregate, selten, feine tafelartige Kristalle;

Kristallklasse – Oxide

Chemische Formel – **$AlO(OH)$**

Es ist notwendig sich auf der gesamten chemischen Formel zu konzentrieren.

Kristallsystem – rhombisch

Farbe des Minerals – weiß, blasses gräuliches braun; mit gelblichen oder rötlichen Färbung, wenn unbehandelt;

Strichfarbe – weiß, grau

Opazität – durchsichtig, halbdurchsichtig, durchscheinend

Glanz – Glasglanz, Perlmutterglanz

Mohshärte – 3,5

Bruch – uneben, muschelig

Dichte (g/cm³) – 3,02–3,05

BIRNESSIT - 3496172184

Morphologie – feine Körner

Chemische Formel – **$Na_4Mn_{14}O_{27}*9H_2O$**

Es ist notwendig sich auf den ersten zwei Symbolen der gegebenen chemischen Formel zu konzentrieren, sprich auf „**N**“, „**a**“.

Kristallsystem – rhombisch

Farbe des Minerals – schwarz, im Durchlicht dunkelbraun

Strichfarbe – schwarz

Opazität – undurchsichtig

Glanz – Diamantglanz

Mohshärte – 1,5

Dichte (g/cm³) – ca. 3

BIANCHIT - 3194186197

Chemische Formel – $\mathbf{(Zn)SO_4 * 6H_2O}$

Es ist notwendig sich auf den ersten zwei Symbolen der chemischen Formel zu konzentrieren, auf „**Z**“, „**n**“.

Kristallsystem – monoklin

Farbe des Minerals – weiß, gelblich-farblos in den inneren Reflexen und in der Durchsicht;

Opazität – durchsichtig

Glanz – Glasglanz

Mohshärte – 2,5

Dichte (g/cm³) – 2,03–2,07

BIEBERIT - 5162142179

Morphologie – Krusten, Stalaktite

Chemische Formel – $\mathbf{CoSO_4 * 7H_2O}$

Es ist notwendig sich auf der gesamten chemischen Formel des gegebenen Minerals zu konzentrieren.

Kristallsystem – monoklin

Farbe des Minerals – rosa, rosa-rot, Fleischrot; farblos übergehend ins blasses rosa in den inneren Reflexen und in der Durchsicht;

Opazität – halbdurchsichtig, undurchsichtig

Glanz – Glasglanz, matt

Mohshärte – 2

Dichte (g/cm³) – 1,96

BIJVOETIT-(Y) - 3187412196

Chemische Formel –

$\mathbf{Y_8(UO_2)_{16}O_8(CO_3)_{16}(OH)_8 * 39H_2O}$

Es ist notwendig sich auf dem ersten Symbol „**Y**" des gegebenen Minerals zu konzentrieren.

Kristallsystem – rhombisch

Farbe des Minerals – gelb

Strichfarbe – helles gelb

Glanz – Glasglanz

Mohshärte – 2

Dichte (g/cm³) – 3,9

Radioaktivität – 4,018,908.08

BIKITAIT - 4896412197

Morphologie – länglich-prismatische, tafelartige Kristalle; radialstrahlige, körnige, tafelartige Aggregate;

Chemische Formel – $LiAlSi_2O_6 * H_2O$

Es ist notwendig sich auf den ersten vier Symbolen des gegebenen Minerals – „**L**“, „**i**“, „**A**“, „**l**“ zu konzentrieren.

Kristallsystem – monoklin

Farbe des Minerals – farblos, weiß

Strichfarbe – weiß

Opazität – durchsichtig

Glanz – Glasglanz

Mohshärte – 6

Bruch – muschelig

Tenazität – spröde

Dichte (g/cm³) – 2,29

BIXBIIT - 3194812174

Morphologie – kubische Kristalle

Chemische Formel – $(Mn^{3+},Fe^{3+})_2O_3$

Es ist notwendig sich auf der gesamten chemischen Formel des gegebenen Minerals zu konzentrieren.

Kristallsystem – kubisch

Farbe des Minerals – gräulich weiß, Bronzen-gelb, schwarz

Strichfarbe (Farbe im Pulver) – dunkelgrau bis schwarz

Opazität – undurchsichtig

Glanz – metallisch

Mohshärte – 6–7

Bruch – uneben

Dichte (g/cm³) – 4,945

BILIBINSKIT - 4812196487

Chemische Formel – $Au_3Cu_2Pb*nTeO_2$

Es ist notwendig sich auf der gesamten chemischen Formel des gegebenen Minerals zu konzentrieren.

Kristallsystem – kubisch

Farbe des Minerals –braun

Glanz – halbmetallisch

Mohshärte – 4,5

Dichte (g/cm³) – 1,875–1,99

BILINIT - 5494814716

Chemische Formel – $Fe^{2+},Fe^{3+}{}_2(SO_4)_4*22H_2O$

Es ist notwendig sich auf den ersten zwei Symbolen des gegebenen Minerals zu konzentrieren, sprich auf „**F**“, „**e**“.

Kristallsystem – monoklin

Farbe des Minerals – weiß übergehend ins gelbliche

Glanz – Seidenglanz

Mohshärte – 2

Dichte (g/cm³) – 1,875–1,99

BILLIETIT - 3486142197

Morphologie – tafelartige Kristalle

Chemische Formel – **$Ba(UO_2)_6O_4(OH)_6 * 8H_2O$**

Es ist notwendig sich auf der gesamten chemischen Formel des gegebenen Minerals zu konzentrieren.

Kristallsystem – rhombisch

Farbe des Minerals – gelb übergehend ins Gold-gelb, Bernstein-gelb, orange-gelb;

Opazität – durchsichtig, halbdurchsichtig

Glanz – Diamantglanz

Tenazität – spröde

Dichte (g/cm³) – 5,28–5,36

Radioaktivität – 4,954,580.62

BILLINGSLEYIT - 4896472187

Chemische Formel – **Ag_7AsS_6**

Es ist notwendig sich auf den ersten zwei Symbolen „A“ und „g“ in der chemischen Formel des gegebenen Minerals zu konzentrieren.

Kristallsystem – rhombisch

Mohshärte – 2,5

Dichte (g/cm³) – 5,9–5,94, mittlere 5,92

BINDHEIMIT - 3142186497

Chemische Formel – $Pb_2Sb^{5+}{}_2O_7$

Es ist notwendig sich auf der gesamten chemischen Formel des gegebenen Minerals zu konzentrieren.

Kristallsystem – kubisch

Farbe des Minerals – gelb, gelb-braun, braun, weiß, grau, grünlich; farblos, übergehend ins gelb und braun in den inneren Reflexen und in der Durchsicht;

Strichfarbe – weiß, gelblich-weiß

Opazität – halbdurchsichitg, undurchsichtig

Glanz – Harzglanz, trüb, matt

Mohshärte – 4–4,5

Bruch – muschelig

Dichte (g/cm³) – 4,6–8,4

BIRAIT-(Ce) - 4687192174

Chemische Formel – $Ce_2Fe^{2+}Si_2O_7(CO_3)$

Es ist notwendig sich auf der gesamten chemischen Formel des gegebenen Minerals zu konzentrieren.

Kristallsystem – monoklin

Farbe des Minerals – braun

Opazität – halbdurchsichitg

Glanz – Glasglanz

Mohshärte – 5

Dichte (g/cm³) – 4,75

Radioaktivität – 47,904.25

BIRINGUCCIT - 8942172186

Morphologie – tafelartige, pseudohexagonal Kristalle

Chemische Formel – $Na_2B_5O_8(OH) * H_2O$

Es ist notwendig sich auf den ersten zwei Symbolen „N“ und „a“ in der chemischen Formel des gegebenen Minerals zu konzentrieren.

Kristallsystem – monoklin

Farbe des Minerals – orange, rosa, grau

Dichte (g/cm³) – 2,32

BISMIT - 8172143168

Chemische Formel – Bi_2O_3

Es ist notwendig sich auf den ersten zwei Symbolen „B“ und „i“ in der chemischen Formel des gegebenen Minerals zu konzentrieren.

Kristallsystem – monoklin

Farbe des Minerals – grünlich gelb, strohgelb, gräulich-gelb, gräulich-weiß;

Strichfarbe – gräulich gelb, helles gelb

Opazität – durchscheinend an den Rändern

Glanz – matt, Diamantglanz

Mohshärte – 4,5

Bruch – muschelig, uneben

Dichte (g/cm³) – 8,64 – 9,22

BISMOCLIT - 8496472198

Morphologie – schuppige Kristalle

Chemische Formel – **BiOCl**

Es ist notwendig sich auf der gesamten chemischen Formel des gegebenen Minerals zu konzentrieren.

Kristallsystem – tetragonal

Farbe des Minerals – gelb, braun, kreme-grün, blasses grün, grau.

Opazität – durchscheinend an den Rändern, durchsichtig, halbdurchsichtig;

Glanz – fettig, Seidenglanz, Perlmutterglanz, trüb, matt

Mohshärte – 2–2,5

Tenazität – elastisch

Dichte (g/cm³) – 7,36

BISMUTIT - 3164812198

Chemische Formel – $Bi_2(CO_3)O_2$

Es ist notwendig sich auf der gesamten chemischen Formel des gegebenen Minerals zu konzentrieren.

Kristallsystem – rhombisch

Farbe des Minerals – Strohgelb bis braun-gelb, gelblich-weiß, grünlich-grau, blasses grün, grau;

Strichfarbe – grau

Es ist notwendig die Strichfarbe gedanklich von grau ins weiß zu verändern.

Opazität – durchsichtig, halbdurchsichtig

Glanz – Glasglanz, trüb, Perlmutterglanz, matt

Mohshärte – 2,5–3,5

Dichte (g/cm³) –6,1–7,7

BISMUTOTANTALIT - 3485412187

Morphologie – kurzprismatische Kristalle

Chemische Formel – $BiTaO_4$

Es ist notwendig sich auf der gesamten chemischen Formel des gegebenen Minerals zu konzentrieren.

Kristallsystem – rhombisch

Farbe des Minerals – hell-braun übergehend ins Pechschwarz; hell grau übergehend ins farblos in den inneren Reflexen und in der Durchsicht;

Strichfarbe – gelb, gelb-braun übergehend ins schwarz

Glanz – halbmetallisch

Mohshärte – 5–5,5

Bruch – nahezu muschelig

Dichte (g/cm³) – 8,15–8,89

BISMUTOFERRIT - 4864912187

Chemische Formel – $BiFe^{3+}_2(SiO_4)_2(OH)$

Es ist notwendig sich auf den ersten zwei Symbolen des gegebenen Minerals zu konzentrieren, sprich auf „**B**", „**i**".

Kristallsystem – monoklin

Mohshärte – 6

Dichte (g/cm³) – 4,47

BYSTRÖMIT - 4612172184

Chemische Formel – $MgSb_2O_6$

Es ist notwendig sich auf der gesamten chemischen Formel des gegebenen Minerals zu konzentrieren.

Kristallsystem – tetragonal

Farbe des Minerals – blassblau-grau

Glanz – Mattglanz

Mohshärte – 7

Dichte (g/cm³) – 5,7

BITYIT - 8912186197

Morphologie – tafelartige Kristalle

Chemische Formel – $CaLiAl_2(Si_2BeAl)O_{10}(OH)_2$

Es ist notwendig sich auf den ersten fünf Symbolen des gegebenen Minerals – „**C**", „**a**", „**L**", „**i**", „**A**" zu konzentrieren.

Kristallsystem – monoklin

Farbe des Minerals – weiß, braun-weiß, gelb

Glanz – Glasglanz, Perlmutterglanz

Mohshärte – 5,5

Dichte (g/cm³) – 3,02–3,05

BYTOWNIT - 3148912164

Morphologie – stäbchenförmige, dicktatelige Kristalle

Kristallklasse – Silikate

Chemische Formel –

$$Na_{0.3-0.1}Ca_{0.7-0.9}(Al_{1.7-1.9}Si_{2.3-2.1})O_8$$

Es ist notwendig sich auf dem ersten Symbol „N“ der chemischen Formel des gegebenen Minerals zu konzentrieren.

Kristallsystem – triklin

Farbe des Minerals – weiß, grau, braun, blau

Strichfarbe – weiß

Opazität – durchsichtig, durchscheinend

Glanz – Glasglanz, fettig, Perlmutterglanz

Mohshärte – 6

Bruch – muschelig, uneben

Tenazität – spröde

Dichte (g/cm³) – 2,75

BIPHOSPHAMMIT - 3896412891

Chemische Formel –$H_2(NH_4)PO_4$

Es ist notwendig sich auf den ersten zwei Symbolen „H" und dem Index „2" der chemischen Formel des gegebenen Minerals zu konzentrieren.

Kristallsystem – trigonal

Mohshärte – 1–2

Dichte (g/cm³) – 2,04

Radioaktivität – 120.85

BICCHULITH - 8142173196

Chemische Formel – $Ca_2Al_2SiO_6(OH)_2$

Es ist notwendig sich auf der gesamten chemischen Formel des gegebenen Minerals zu konzentrieren.

Kristallsystem – kubisch

Farbe des Minerals – durchscheinend, farblos

Dichte (g/cm³) – 2,75

BISCHOFIT - 3187194198

Morphologie – kurzprismatische bis nadelige Kristalle

Chemische Formel – $MgC_{12}*6H_2O$

Es ist notwendig sich auf den ersten zwei Symbolen der chemischen Formel des gegebenen Minerals – **„M"**, **„g"** zu konzentrieren.

Kristallsystem – monoklin

Farbe des Minerals – farblos, weiß

Strichfarbe – weiß

Opazität – durchsichtig

Glanz – Glasglanz, trüb

Mohshärte – 1 – 2

Bruch – muschelig, uneben

Dichte (g/cm³) – 1,591–1,604

BLÖDIT - 8193162187

Morphologie – kurzprismatische Kristalle

Chemische Formel – $Na_2Mg(SO_4)_2*4H_2O$

Es ist notwendig sich auf der gesamten chemischen Formel des gegebenen Minerals zu konzentrieren.

Kristallsystem – monoklin

Farbe des Minerals – farblos, weiß, hellgrau, blassblau, gelblich oder rötlich; farblos in den inneren Reflexen und in der Durchsicht;

Strichfarbe – weiß

Opazität – durchsichtig

Glanz – Glasglanz

Mohshärte – 3

Bruch – muschelig

Tenazität – spröde

Dichte (g/cm³) – 2,2–2,3

BLAKEIT - 8164912187

Chemische Formel – **Fe,TeO_3**

Es ist notwendig sich auf der gesamten chemischen Formel des gegebenen Minerals zu konzentrieren.

Farbe des Minerals – braun oder dunkel-rötlich-braun; Gold-gelb übergehend ins gelblich-braun in den inneren Reflexen und in der Durchsicht;

Strichfarbe – gelblich-braun

Glanz – trüb

Mohshärte – 2–3

Tenazität – spröde

Dichte (g/cm³) – 3,1

BLIXIT - 8942173196

Chemische Formel – **$Pb_2ClO_2(OH)$**

Es ist notwendig sich auf der gesamten chemischen Formel des gegebenen Minerals zu konzentrieren.

Kristallsystem – rhombisch

Farbe des Minerals – blasses-gelb, gelb-orange übergehend ins grau gelb;

Strichfarbe – blasses gelb

Opazität – halbdurchsichtig

Glanz – Glasglanz, trüb

Mohshärte – 3

Dichte (g/cm³) – 7,35

BLOSSIT - 8942173196

Chemische Formel – $Cu^{2+}{}_2V^{5+}{}_2O_7$

Es ist notwendig sich auf der gesamten chemischen Formel des gegebenen Minerals zu konzentrieren.

Kristallsystem – rhombisch

Farbe des Minerals – schwarz

Strichfarbe – rot-braun

Opazität – undurchsichtig

Glanz – metallisch

Dichte (g/cm³) – 3,95–3,97

BOBJONESIT - 3498172186

Chemische Formel – $V^{4+}O(SO_4)*3H_2O$

Es ist notwendig sich auf dem ersten Symbol „V" der chemischen Formel des gegebenen Minerals zu konzentrieren.

Kristallsystem – monoklin

Farbe des Minerals – blasses blau, blau-grün

Strichfarbe – blasses blau

Glanz – Glasglanz

Mohshärte – 1

Dichte (g/cm³) – 2,28

BOBFERGUSONIT - 5914986718

Chemische Formel – $Na_2Mn_5Fe^{3+}Al(PO_4)_6$

Es ist notwendig sich auf der gesamten chemischen Formel des gegebenen Minerals zu konzentrieren.

Kristallsystem – monoklin

Farbe des Minerals – grün-braun übergehend ins rot-braun

Strichfarbe – gelb-braun

Opazität – durchsichtig

Glanz – Harzglanz

Mohshärte – 4

Tenazität – spröde

Dichte (g/cm³) – 3,54

BOBIERRIT - 8492167184

Morphologie – nadelige, keilartige, rhombische Kristalle;

Chemische Formel – $Mg_3[PO_4]_2*8H_2O$

Es ist notwendig sich auf den ersten zwei Symbolen der chemischen Formel des gegebenen Minerals – „**M**“, „**g**“ zu konzentrieren.

Kristallsystem – monoklin

Farbe des Minerals – farblos übergehend ins grau-weiß, blassblau; farblos in den inneren Reflexen und in der Durchsicht;

Opazität – durchsichtig

Glanz – nah am Glasglanz, Perlmutterglanz

Mohshärte – 2–2,5

Dichte (g/cm³) – 2,195

BOGDANOVIT - 3196142187

Chemische Formel – $(Au,Te,Pb)_3(Cu,Fe)$

Es ist notwendig sich auf der gesamten chemischen Formel des gegebenen Minerals zu konzentrieren.

Kristallsystem – rhombisch

Farbe des Minerals – rosa-braun übergehend ins Bronzefarben

Glanz – metallisch

Mohshärte – 4,5

Dichte (g/cm³) – 14,4

BOHDANOWICZIT - 5493167184

Chemische Formel – $AgBiSe_2$

Es ist notwendig sich auf der gesamten chemischen Formel des gegebenen Minerals zu konzentrieren.

Kristallsystem – hexagonal

Farbe des Minerals – kreme-gelb

Glanz – metallisch

Mohshärte – 2,5

Dichte (g/cm³) – 7,87

BOYLEIT - 5316488497

Chemische Formel – $(Zn, Mg)(SO_4)*4H_2O$

Es ist notwendig sich auf den ersten zwei Symbolen „Z“ und „n“ der chemischen Formel des gegebenen Minerals zu konzentrieren.

Kristallsystem – monoklin

Farbe des Minerals – weiß

Strichfarbe – weiß

Glanz – Glasglanz

Mohshärte – 2

Bruch – uneben

Dichte (g/cm³) – 2,41

BOKIT - 8940165048

Chemische Formel –

$$(Al,Fe,K)_{1.3}(V^{5+},V^{4+},Fe^{3+})_8O_{20} * 7.5H_2O$$

Es ist notwendig sich auf den ersten zwei Symbolen „A“ und „l“ der chemischen Formel des gegebenen Minerals zu konzentrieren.

Kristallsystem – monoklin

Farbe des Minerals – schwarz

Strichfarbe – schwarz, kann auch bräunlich-schwarz sein

Opazität – undurchsichtig

Glanz – halbmetallisch, trüb

Mohshärte – 3

Dichte (g/cm³) – 2,97–3,1

NOTIZEN

NOTIZEN

NOTIZEN

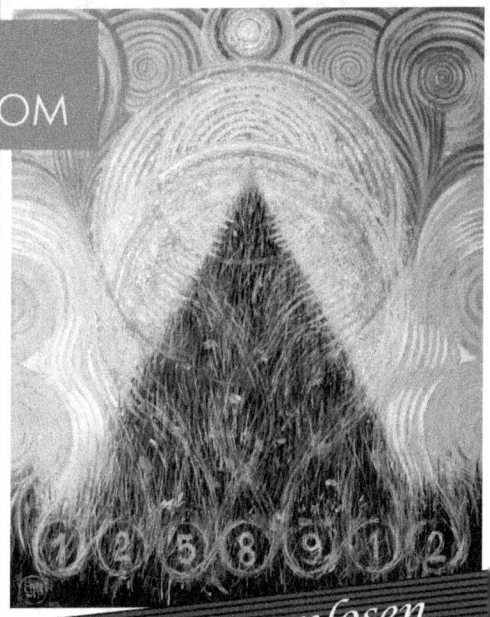

Die Steuerung. Die Konzentration. Das Denken.

In dieser Lehre als Element der Steuerung tritt an erste Stelle die Aufgabe der Rettung Aller durch die Technologie der Nutzung verschiedener Elemente der Steuerung auf: die Seele, der Geist, das Bewusstsein, der physischen Körper und so weiter.

Diese Lehre begreifend, kann jeder Mensch der Herr seines Schicksals werden. Der angebotene Kurs des Seminars schließt verschiedene Methoden der Steuerung der Ereignisse, des eigenen Lebens (Innere und Äußere Ereignisse) ein, wohin auch die Wiederherstellung der Gesundheit eingeht, zulassend, das eigene Bewusstsein auszudehnen und zu lernen, die uns umgebende Realität zu steuern.

Wir möchten klarstellen, dass die Methoden der Konzentrationen des Bewusstseins eben als Methoden der Konzentrationen gibt, und nicht der Meditationen. Der Unterschied besteht im Folgenden: bei bestimmten Meditation ist es erforderlich, den Prozess des Denkens abzuschalten und, zu versuchen sich im umgebenden Raum aufzulösen und mit ihm zu verschmelzen, und die Konzentrationen nach unseren Methoden vermuten gerade das Vorhandensein während der Konzentrationen des Prozesses des Denkens, aber nur des richtigen Denkens und durch das Denken, durch die Konzentration auf der Aufgabe, an der Sie arbeiten, wird eben das Ziel der Steuerung erreicht. Die Einstellung während der Arbeitszeit an seinen Aufgaben auf das allgemeine Wohl beschleunigt den Prozess der Errungenschaft des Ergebnisses. Das richtige Denken bedeutet in jeder unserer Handlungen, in jeder Situation die grenzenlose Liebe Gottes zu uns zu sehen. Erinnern Sie sich! Alles was gemacht wird, geschieht zum Besten. Wenn wir beginnen werden, zu verstehen, dass alle Ereignisse im Leben zu einem bestimmten Ziel geschehen, wobei im globalen Maßstab gibt es nur ein einziges Ziel — unsere ewige Entwicklung, so werden wir verstehen, dass alles und immer zu unserem Besten geschieht, da in jeder unserer Handlung die Handlung des Schöpfers anwesend ist. Und die Handlung Gottes ist Seine Liebe, die persönlich zu jedem und zu Allen zusammen gerichtet ist. Die Anwesenheit der Liebe Gottes in jedem Ereignis lässt maximal zu, die möglichen negativen Folgen unsere nicht schöpferischen Handlungen (negative Gedanken, Wörter, Gefühle, Emotionen) zu minimieren. Eben so kann man die Empfehlung entziffern: Danken Sie Gott für alles Gute und Schlechte. In schwersten Minuten unseres Lebens trägt Er uns auf seinen Händen. Wenn man das Niveau der Entwicklung unseres Bewusstseins berücksichtigt, so sind alle ungünstigen Ereignisse, einschließlich die Krankheiten- Lehren, die wir mit Ihnen für die Strukturierung unseres Bewusstseins und der erfolgreichen Realisierung der Aufgabe Gottes — der ewigen harmonischen Entwicklung des Menschen und der ganzen ihn umgebenden Realität durchgehen müssen.

Vorträge:

Die Ausbildung auf den Seminaren und Vorlesungen erfolgt nicht nur verbal über Worte und deren Inhalt, sondern auch auf der Ebene der Seele. Das, was der Mensch auf der Ebene des Bewusstseins nicht versteht, versteht er auf der Ebene der Seele. Die Seele nimmt das Wissen wahr und zeigt es später als Ergebnis auf der physischen Ebene. Das heißt, dem Menschen braucht man bei dieser Methodik nur zu erklären, wie etwas geschieht und auf der Ebene der geistigen Strukturen wird es zum inneren Wissen

Das Licht des Wissens nimmt jeder Mensch wahr, unabhängig von seinem Bewusstsein. Mit diesem Wissen und den Methoden zur Anwendung kann jeder Mensch sich selbst und Anderen helfen Gesundheit wiederzuerlangen und Ereignisse zu harmonisieren.

Seit 2000 arbeiten wir praktisch mit dieser Lehre, entwickeln sie und uns weiter und vermitteln ständig alle Erkenntnisse an interessierte Menschen. Alle Methoden und Techniken sind durch persönliche Erfahrungen geprüft und bestätigt. Wir stehen auch in Verbindung mit den Instituten in Russland, um neue Erkenntnisse in unsere Arbeit zu integrieren.

www.ingramcontent.com/pod-product-compliance
Lightning Source LLC
Chambersburg PA
CBHW051519230426
43668CB00012B/1664
* 9 7 8 3 9 4 3 1 1 0 9 8 2 *